Covid,
le bal masqué

Antoine Flahault

Covid, le bal masqué

Qui a mené la danse ?

Le récit et les leçons d'une crise planétaire

DUNOD

Révision éditoriale du texte : Xavier Müller

Couverture : Élisabeth Hébert

© Dunod, 2021
11 rue Paul Bert, 92240 Malakoff
www.dunod.com
ISBN 978-2-10-081939-3

Prologue

Danse autour de la Terre

Le 13 janvier 2020, notre regretté Jean-Yves Nau, un très grand médecin et journaliste au quotidien *Le Monde* puis à *Slate.fr*, a rédigé un billet sur son blog. Il était assorti – ce qui était rare chez lui – d'une question posée sur Twitter : « SRAS : un nouveau virus chinois est là, qui menace. Que peut-on faire ? @WHO @Flahault @agnesbuzyn ». Je crois avoir été le seul à y répondre, le même jour, par ce tweet : « La communauté scientifique est très mobilisée avec et auprès de l'OMS sur cette émergence épidémique d'un nouveau coronavirus. Bangkok est le premier aéroport en termes de trafic voyageurs en provenance de Wuhan, Hong Kong en seconde position pourrait être le prochain à recevoir le virus ». Mi-janvier, cela restait encore, pour beaucoup d'entre nous, une affaire asiatique. La situation s'est cependant rapidement dégradée et, à la fin janvier, l'OMS a déclaré que le phénomène représentait « une urgence de santé publique de portée internationale », sonnant ainsi l'alarme et actionnant un branle-bas de combat planétaire contre un virus qui allait rapidement devenir la pire crise sanitaire des temps modernes.

L'irruption d'une pandémie meurtrière dans l'histoire humaine n'est pas un événement banal. Ce n'est pas un « incident ». La dernière pandémie en date est celle du Sida dans les années 1980, si on exclut la grippe porcine H1N1 qui fit en 2009 moins de victimes que la grippe saisonnière. Il y eut plusieurs pandémies au cours du XXe siècle : la grippe de Hong Kong (1968), la grippe asiatique (1957) et la terrible grippe espagnole (1918). Certains parlent de pandémie pour la tuberculose aussi, d'autres plus audacieux pour l'obésité, mais on s'éloigne alors de deux caractéristiques consubstantielles de la définition des pandémies : leur caractère brutal et émergeant. La rareté des pandémies a privé la médecine de spécialistes de tels cataclysmes. Il n'existe pas de *pandémiologues*. Plus modestement, les experts des épidémies, les épidémiologistes, peuvent s'entraîner toute leur carrière à contrer des épidémies saisonnières en pensant un jour peut-être, à l'orée de leur carrière ou à son crépuscule, rencontrer l'insondable, l'inénarrable, l'absolue, la redoutable pandémie, comme un navigateur en haute mer pourrait craindre la vague scélérate.

La plus grande institution internationale en charge de la santé, l'Organisation mondiale de la Santé (OMS), réfléchit et mûrit longuement sa décision avant de déclarer une nouvelle « pandémie » depuis son siège de Genève. Ce n'est pas un mot que l'on manie à la légère. Il ne figure même pas dans le Règlement Sanitaire International, l'un des « traités » internationaux qui vise justement à en empêcher la survenue. La déclaration de l'état de pandémie obéit à un rituel solennel et codifié. Généralement il s'ensuit un krach boursier plus ou moins intense et prolongé. Les médias comprennent le message : l'ennemi est identifié, le général en chef – le directeur général de l'OMS – sonne la mobilisation générale, il n'y a plus de temps à perdre. Nos experts, tels des mages venus d'Orient ou d'Occident, sont alors consultés par nos politiques, les Hérode du moment. Telle l'étoile qui guidera leur action, ils cherchent aussi un peu d'éclairage à leurs décisions publiques.

*

La pandémie de Covid-19 a déferlé sur le monde à la manière du Boléro de Ravel. Sur un rythme et un tempo quasiment invariable, une mélodie uniforme, répétitive, diatonique, dans un lent crescendo orchestral marqué par le rythme des publications quotidiennes du nombre des nouvelles victimes, comme le son d'un macabre tambour relayé par les réseaux sociaux. Les premières entrées dans l'orchestre symphonique semblent avoir été confiées à un seul instrument, suivant la rythmique et selon les instruments que Ravel choisit pour introduire son œuvre : dans le rôle de la flûte la Chine, la Corée du Sud dans celui de la clarinette, et l'Italie pour le hautbois. Puis l'Iran sonna la trompette. On verra ensuite entrer le reste de l'Europe de l'Ouest, presque en bloc, puis un peu plus tard le Canada et les États-Unis. Les rejoindront le Mexique, l'Inde, et la Russie. En s'enfonçant dans l'hiver austral, entreront alors les pays d'Amérique latine, le Brésil et l'Afrique du Sud. L'Australie, arc-boutée comme un instrument à cordes trop tendues, résistera avec succès tout l'hiver (entre juin et septembre 2020) à la submersion. La Nouvelle-Zélande, isolée au milieu du Pacifique, tel un cor des Alpes, dédaignera rejoindre l'orchestre aussi longtemps que possible. Cet ouvrage ne dira cependant pas si la vague pandémique automno-hivernale observée dans la quasi-totalité de l'hémisphère nord en 2020 et 2021, verra ou non un final similaire à celui du compositeur français : après un accord dissonant, un effondrement total.

*

Dans ce type de crises globales on ne réfléchit pas bien seul. On ne résout pas des problèmes complexes avec le prisme de sa simple discipline. On a besoin d'une confrontation de méthodes, de cultures scientifiques et d'expertises, pour apporter des éléments de solution crédibles à ces crises. Ce qui est vrai aujourd'hui l'était déjà hier. C'est ainsi que lorsque le Recteur de l'Université de Genève m'a demandé en 2014 d'y fonder l'Institut de santé globale, j'ai proposé de l'ancrer dans une vision profondément transdisciplinaire. Il est de nos jours irrigué par des chercheurs d'origine variée, mais aussi par des représentants de la société civile et par des professionnels des secteurs publics et privés en charge des questions de santé et mus par le goût de l'innovation, pour peu qu'elle soit accessible et respectueuse de la planète. Genève est la capitale des droits humains. C'est aussi la ville qui héberge l'OMS, la Croix Rouge Internationale et Médecins Sans Frontières. Alors que j'approche du terme de ma carrière, la pandémie de Covid-19 vient me rappeler que tout ce que j'ai appris jusqu'à présent n'a été qu'une répétition en vue de la partition qui s'est jouée dans le vaste orchestre cacophonique de la scène internationale. Aux premières loges, face à la scène internationale, j'ai pu l'observer de près et l'analyser.

Mesdames et Messieurs, merci de bien vouloir éteindre vos téléphones portables, nous allons désormais ouvrir le bal masqué, sur un air de Boléro, et vous inviter à prendre part à la danse de cette pandémie de Covid-19 tout autour de la Terre !

1

Reproduction interdite

La théorie mathématique des épidémies a été élaborée dans les années 1920 par des mathématiciens britanniques qui voulaient comprendre comment la pandémie de grippe espagnole s'était éteinte. Ils conçurent un modèle, c'est-à-dire une représentation simplifiée de la réalité, de nature compartimentale et déterministe. Selon cette théorie, les individus appartiennent respectivement au compartiment des susceptibles (ou bien portants), des infectieux (ou contaminés récemment) ou encore à celui des personnes retirées de la chaîne de transmission (qu'ils soient immunisés ou décédés). Les susceptibles rencontrant les infectieux, il existe une probabilité donnée qu'ils soient contaminés lors de ce contact. Cette théorie peut s'écrire avec un système d'équations complexes (dites différentielles non linéaires), qu'il était impossible de résoudre précisément avant l'ère des ordinateurs.

Le théorème du seuil

À l'époque, on avait déjà pris conscience mathématiquement de l'existence d'un seuil de contamination au-dessus duquel l'épidémie progresse et en dessous duquel elle s'étouffe. Ce seuil apporte d'ailleurs ce qui aujourd'hui encore reste la seule définition précise de l'épidémie : une épidémie survient lorsque le taux de reproduction R dépasse la valeur 1. Le taux de reproduction, sur le plan épidémiologique est facile à comprendre, c'est le nombre de personnes contaminées par un individu infecté. Sur le plan mathématique, on peut démontrer qu'il est le produit de trois paramètres, la probabilité de transmission du virus lors d'un contact à risque, le nombre de contacts à risque et la durée de l'intervalle de génération (notion que nous pourrons simplifier comme étant la durée de la période infectieuse). On ne mesure pas directement le taux de reproduction R. On le calcule grâce à un modèle mathématique que l'on calibre sur les données observées. Pour un même jeu de données, la méthode de calcul peut donc varier.

Prévoir, oui, mais à très court terme seulement !

Avec le concours des écoles polytechniques de Lausanne et de Zürich, l'Institut de santé globale de l'université de Genève a produit chaque jour, très tôt depuis le début de la pandémie (nos premières prévisions quotidiennes ont démarré le 26 janvier 2020 sur Twitter), des prévisions pour l'évolution de l'épidémie couvrant 209 pays et territoires, certaines étant même déclinés à l'échelle régionale (comme les États-Unis, le Canada ou la Suisse). Ces prévisions étaient issues de modèles mathématiques qui nécessitaient chaque jour onze heures de temps calcul sur un super-calculateur basé à Lugano dans le Tessin en Suisse, la plus importante puissance de calcul d'Europe. Pour chaque pays ou territoire, nous fournissions ainsi des prévisions à sept jours des cas, des décès et du taux de reproduction R. Avec mes collègues, nous avions d'un commun accord refusé dès le début de la pandémie de proposer des prévisions au-delà d'une semaine car il nous semblait qu'aucun des modèles épidémiologiques du moment n'était encore capable de prédire l'évolution de la Covid-19 au-delà de cette courte période de temps. De même qu'il nous semblerait déraisonnable de nous fier à des prévisions météorologiques ou des prévisions de la bourse au-delà de huit jours. Nous avons été tellement abreuvés de prévisions erronées par le passé, tant pour le Sida, que pour la maladie de Creutzfeldt-Jakob, ou encore la grippe H1N1 et Ebola, que nous ne voulions pas ajouter une voix imprécise à la cacophonie médiatique de la crise pandémique, qui aurait été rapidement et inéluctablement contredite par les faits. En revanche, sur un court horizon de temps, nous ne prenions pas beaucoup de risque de nous tromper et nous pouvions donner, pour chaque endroit de la planète qui rapportait des données, une valeur du taux de reproduction.

Des politiques publiques fondées sur la théorie mathématique des épidémies

Les modèles formels qui décrivent l'embrasement épidémique sont d'une très grande utilité. On peut même dire que l'essentiel des stratégies de riposte contre la Covid-19 dérive de la théorie mathématique des épidémies et en particulier de la formule de R. En effet, l'OMS et tous les experts chargés de conseiller les gouvernements proposent de tenter d'amener le taux de reproduction R dans chaque pays, dans chaque communauté, sous la valeur 1. Les stratégies de lutte contre la pandémie vont donc s'attacher à diminuer la probabilité de transmission entre une personne infectée et un bien portant. Elles viseront aussi à restreindre le nombre de contacts, les interactions entre les infectés et les bien portants. Elles aimeraient aussi pouvoir réduire l'intervalle de génération, ou la durée de la période infectieuse, mais elles sont impuissantes en l'absence de vaccin ou de traitements antiviraux efficaces. On peut en revanche tenter de freiner la transmission en faisant la promotion des gestes barrières, le port du masque, le lavage des mains, le respect de la distance physique (en France, on recommande aux gens de ne pas s'approcher à moins d'un mètre, contre 1,5 mètre en Suisse, et 1,8 mètre – 6 pieds – aux États-Unis, sans que ces différences reposent sur des arguments scientifiques très solides), la ventilation des espaces clos. On peut aussi chercher à abaisser le nombre de contacts par la mise en œuvre de mesures de confinement collectif, lequel peut être strict, généralisé et maximum, ou plus libéral et participatif, voire ciblé et éventuellement même seulement partiel. Tous les intermédiaires sont possibles entre le couvre-feu, qui confine les populations de 20 heures à 6 heures du matin, et le confinement strict appliqué en Chine, où les personnes isolées ont parfois été enfermées à Wuhan, avec des portes scellées au fer à souder. Les Suédois comme les Japonais se sont appliqué une forme d'auto-confinement qui ne disait pas son nom, dès le mois de mars et pendant toute la pandémie. Le gouvernement de Stockholm n'a pas cloué au sol les avions par décret, mais les lignes aériennes intérieures ont été arrêtées faute de passagers. Les magasins non essentiels, les bars et les restaurants n'ont pas été contraints de fermer par la loi, mais beaucoup ont dû baisser le rideau faute de clients. L'effet recherché sur la diminution du nombre de contacts fut à peu près le même, que les mesures de confinement aient fait appel à leur mise en œuvre autoritaire ou à la participation plus active et volontaire des citoyens. De manière moins intuitive, les campagnes de dépistage couplées à une recherche rétrospective de contacts et une mise en quarantaine des contacts identifiés, ainsi que l'isolement des personnes dépistées positives ont limité aussi les contacts entre les porteurs de virus et les biens portants. Il s'agissait là d'une mesure plus personnalisée de confinement.

R, instrument de pilotage de la deuxième vague

Dès les premiers jours d'automne, en 2020, lorsque les pays de l'ouest de l'hémisphère nord ont eu à affronter les premiers assauts de la deuxième vague pandémique, de la Sibérie aux États-Unis, en passant par l'Europe et l'Afrique du Nord, nombreuses étaient les autorités sanitaires à avoir l'œil rivé sur la valeur locale du taux de reproduction R et sur celle de leurs voisins. Elles observaient, à de rares exceptions, que R avait progressé mais restait au-dessous de la valeur moyenne de 1,5, ce qui était un niveau moitié moindre de celui du mois de mars lorsque la première vague avait frappé à nos portes. En mars, nous fûmes tous surpris par l'ampleur et la brutalité du phénomène et la mise en place d'un confinement général incluant la fermeture des écoles et des commerces non essentiels, les interdictions de rassemblements et la fermeture des frontières fut nécessaire presque partout pour reprendre le contrôle sur l'épidémie car les gestes barrières ne furent pas ou ne purent pas être institués. Pénurie de masque, méconnaissance des voies de transmission (notamment par aérosols), nous faisions l'expérience du R « sauvage » de l'épidémie, celui que l'on désigne par R0, c'est-à-dire la valeur de R lorsque l'on n'applique aucune mesure d'intervention dans une population entièrement susceptible à l'infection.

À partir du déconfinement, en juin 2020, presque partout, la population a été invitée – voire contrainte – à prendre des précautions, à porter le masque dans les transports publics et les lieux clos, à respecter une distance physique, à se laver les mains, à aérer les pièces. Tout cela a suffi en Europe à tenir une bonne partie de l'été, avec l'aide du frein saisonnier puissant contre ce virus respiratoire. L'été n'a cependant pas réussi à bloquer complètement la circulation du virus en Europe. Si l'été a permis une circulation à bas bruit du virus en Europe, il n'a pas empêché d'importantes épidémies de se déclarer en Israël, aux États-Unis, en Russie et au Mexique, avec leur cortège de complications, d'hospitalisations et de décès. Dans ces pays, les gestes barrières semblent avoir été moins bien suivis et les autorités ont laissé filer l'épidémie. La courbe d'évolution de R visualise parfaitement les pertes et reprises de contrôle, faisant de cet indicateur un instrument de choix, sans être le seul, pour le guidage des politiques publiques.

2

Ennemi public

Lorsqu'un virus émerge sur la planète, il devient l'ennemi public à abattre. L'objectif est de le circonscrire rapidement, tel un départ d'incendie dans une forêt. On sait qu'en cas d'échec, la propagation conduira peut-être à une pandémie, ce mot terrifiant venant du grec *pan*, c'est-à-dire « le tout », et *demos,* « le peuple ».

Des virus émergent très fréquemment un peu partout dans le monde. Les dernières études scientifiques montrent même que ces épidémies de maladies virales émergentes sont de plus en plus fréquentes depuis une cinquantaine d'années. De nombreux facteurs expliquent cette augmentation. Ils relèvent tous des changements globaux liés pour la plupart à l'espèce humaine et que l'on appelle l'anthropocène. La démographie d'abord, avec une population mondiale qui est passée de moins de 2 milliards d'individus au début du XXe siècle à 7,7 milliards en 2020. Et toutes les conséquences liées à cet accroissement gigantesque de la démographie mondiale, l'urbanisation, et la déforestation. Pour se loger, il nous faut étendre nos communautés urbaines et trouver de nouvelles terres pour cultiver ce qui va nous nourrir, aux dépens bien souvent de la forêt. Cela a pour conséquence le rapprochement des humains avec des espèces animales jusque-là sauvages et rarement en contact. 70 % des émergences virales épidémiques seraient issues du règne animal, ce que l'on appelle les zoonoses, les maladies qui se transmettent de l'animal à l'homme. C'est le cas des virus de la grippe – souvent d'origine aviaire ou porcine, originaires d'Asie ou du Mexique (2009) –, du Sida venant du singe d'Afrique dans les années 1980, du virus Ebola – dont les hôtes d'origine seraient la chauve-souris et le singe en Afrique de l'ouest et du centre –, du Zika – un virus venant de singes de la forêt tropicale africaine –, ou encore du coronavirus venant certainement de la chauve-souris, après un passage intermédiaire probable sur un autre animal, un pangolin ou un autre rongeur désormais en contact étroit avec l'homme, très probablement en Chine continentale. D'autres facteurs favorisent les émergences épidémiques, comme la pollution de l'air, celle de l'eau ou des terres surexploitées. Les émissions de gaz à effet de serre génèrent des changements reconnus sur le climat de la planète, et causent aussi l'acidification des océans et la montée du niveau des mers. Les fines particules dont les gaz à effet de serre sont souvent chargés sont à l'origine de maladies respiratoires, elles-mêmes faisant le lit des épidémies de maladies virales respiratoires et de Covid-19.

Le SARS-CoV-2, un virus à ARN

Le monde de la microbiologie est constitué de champignons, de parasites, de bactéries, et de virus. Parmi ces derniers, on distingue des virus à ADN ou à ARN. L'acide désoxyribonucléique (ADN) et l'acide ribonucléique (ARN) sont les molécules qui codent les gènes et par conséquent les protéines qui en dérivent. Or le virus n'a pas de machinerie cellulaire propre. Pour fabriquer ses protéines et se reproduire, il doit d'abord infecter une cellule, puis utiliser la machinerie cellulaire de la cellule infectée. Les gènes d'un virus peuvent être portés par une molécule d'ADN, c'est le cas par exemple de la varicelle, l'herpès, le papillomavirus, les adénovirus. Le génome d'autres virus peut être constitué d'un simple brin d'ARN ; c'est le cas du virus de l'hépatite C, de la grippe, d'Ebola, du Chikungunya, du Zika ou des coronavirus dont le SARS-CoV-2. Les rétrovirus (hépatite B, virus du Sida), un autre groupe de virus, se répliquent par l'intermédiaire d'un brin d'ARN.

Le nouveau coronavirus émergeant à Wuhan à la fin de l'année 2019 a pris le nom de SARS-CoV-2 dans la lignée de son cousin, le SARS-CoV (parfois appelé SARS-CoV-1) qui fut identifié en 2003 lors de l'épidémie de syndromes respiratoires aigus sévères (SRAS, ou SARS en anglais). Le SARS-CoV-2 est le coronavirus responsable de la Covid-19, maladie désignée ainsi par l'OMS. Le SARS-CoV-2 est donc à la Covid-19 ce que le virus de l'immunodéficience humaine (VIH) est au syndrome de l'immunodéficience acquise (Sida).

Le mode de réplication du SARS-CoV-2 nécessite qu'il infecte une cellule. Autant les bactéries peuvent se multiplier dans l'environnement, autant les virus doivent d'abord pénétrer dans une cellule pour bénéficier de la machinerie cellulaire qui va leur servir à produire leurs protéines constitutives, les assembler en de nouvelles copies virales qui à leur tour iront infecter de nouvelles cellules de l'organisme atteint. Le SARS-Cov-2 utilise directement son brin d'ARN pour la fabrication des protéines qui lui sont nécessaires pour sa réplication. Si l'on ne connaît pas encore la capacité de réplication du SARS-CoV-2 dans nos cellules, on sait qu'une seule cellule infectée peut répliquer jusqu'à six mille copies du virus de la grippe, un autre virus à ARN. On comprend donc à quel point l'infection peut être invasive et contagieuse une fois qu'elle a démarré dans notre organisme.

Les virus à ARN ont tendance à davantage muter que les virus à ADN dont le patrimoine génétique est mieux protégé par sa structure en double hélice. Cependant, le SARS-CoV-2 a montré un pouvoir de mutation beaucoup plus faible que celui du virus de la grippe. En décembre 2020, on dénombrait plusieurs milliers de variants du SARS-CoV-2. Le Royaume-Uni et l'Afrique du Sud avaient signalé des variants qui avaient particulièrement préoccupé les experts et les autorités, qui les rendaient responsables d'une plus grande transmissibilité du virus et de l'augmentation des cas observée en décembre sur une partie de leur territoire. Cela avait conduit à refermer provisoirement les frontières de ces pays avec le monde extérieur. De nouvelles mesures fortes de confinement avaient dû être décrétées au Royaume-Uni, en Afrique du Sud, mais aussi en Irlande, en Allemagne et dans plusieurs pays d'Europe dès le début de l'année 2021.

La Covid-19, une ou plutôt des maladies bien distinctes

On estime que l'infection se déclare après une période d'incubation silencieuse allant de deux à quatorze jours (en moyenne cinq jours), durant laquelle on n'observe aucun symptôme. La contagiosité apparaît deux jours avant l'arrivée des symptômes, définissant un stade appelé pré-symptomatique, particulièrement redoutable, puisque la personne est contagieuse mais ne sait pas encore qu'elle est porteuse du virus et n'a pas de raisons à ce stade de chercher à s'isoler particulièrement de ses proches bien portants. Puis, pour 80 % des infections, un syndrome très banal et léger se déclare, associant souvent la toux à de la fièvre. Parfois même, aucun symptôme n'est rapporté, dans une proportion difficile à chiffrer, peut-être pour la moitié de ces infections banales. D'autres symptômes – encore modérés – peuvent survenir : une fatigue, des maux de gorge, des maux de tête, des vomissements ou de la diarrhée, une perte de goût et de l'odorat. Ces derniers sont assez caractéristiques de la Covid-19. Dans 15 % des infections, des signes plus sévères peuvent apparaître, notamment avec une difficulté à respirer, en moyenne au 5e jour après le début des symptômes, conduisant parfois à l'hospitalisation (entre le 7e et le 11e jour après le début des symptômes). Une aggravation de la fonction respiratoire ou d'autres complications non respiratoires peuvent survenir, par exemple, des embolies pulmonaires ou des accidents vasculaires cérébraux. Dans 5 % des infections par SARS-CoV-2, une hospitalisation en service de soins intensifs peut s'avérer indispensable, généralement autour du 12e jour après le début des symptômes. Les patients peuvent alors avoir besoin d'une ventilation assistée et de l'oxygène. L'aggravation de la symptomatologie de ces formes très graves peut entraîner une défaillance cardiaque ou rénale et le décès. C'était en moyenne dix-huit jours après le début des symptômes au début de la pandémie, mais les traitements administrés ont permis d'allonger ce délai. Dans les formes simples sans complications, la symptomatologie régresse spontanément en une à deux semaines, même si une proportion encore mal précisée de personnes infectées peut développer des séquelles tardives notamment neuro-cérébrales. Les personnes hospitalisées sortent en moyenne une à deux semaines après leur admission lorsqu'elles n'ont pas été admises en soins intensifs, et après environ quatre semaines sinon.

La mortalité par Covid-19 est de l'ordre de 0,5 % de l'ensemble des infections, mais ce chiffre ne reflète qu'imparfaitement la réalité de la maladie dont le pronostic dépend très fortement de l'âge et des comorbidités du patient. Avant l'âge de 50 ans, la probabilité de complications, d'hospitalisation en soins intensifs et de décès est très faible, inférieure à 1 %. Entre 50 et 70 ans, notamment en sachant qu'à ces âges, plus de la moitié de la population a des comorbidités considérées comme des facteurs de risque de la Covid-19 (hypertension, diabète, obésité), le risque de décès peut atteindre 10 % des infections, largement plus sévère que la grippe saisonnière à ces âges. Après 70 ans, en cas de comorbidités et après 80 ans avec ou sans comorbidités, le risque de décès dépasse souvent 50 % des infections, en faisant de la Covid-19 une maladie redoutable à ces âges avancés. Ces chiffres sont ceux rapportés par une équipe danoise et portent sur plus de dix mille infections recensées lors de la première vague. Le pronostic de la Covid-19 s'est amélioré substantiellement au cours de l'année 2020, en l'absence de traitement antiviral efficace et avant même l'utilisation du vaccin, mais grâce aux progrès de la prise en charge des patients hospitalisés, et à l'utilisation de la dexaméthasone, un ancien corticoïde, utilisé dans les formes très sévères de la maladie.

3

La défaite de Wuhan

> « *La Chine a travaillé dur pour contrôler le coronavirus. Les États-Unis apprécient beaucoup ses efforts et sa transparence. Ça va très bien se passer. Je voudrais remercier le Président Xi en particulier, de la part du peuple américain !* »
>
> Donald Trump, Président des États-Unis, 24 janvier 2020[1]

Conte d'hiver

L'histoire officielle de l'émergence de la pandémie a été écrite en associant la solide culture de la propagande officielle du parti communiste chinois à celle d'un conte de science-fiction à la cohérence toute relative sans laisser aucune possibilité d'en vérifier les moindres aspects ultérieurement. Fin décembre 2019, avant même les préparatifs du Nouvel An chinois (fin janvier), plusieurs employés et clients du marché aux poissons de la grande métropole industrielle de Wuhan, en Chine continentale ont présenté des signes d'une infection pulmonaire sévère d'origine inconnue. Le 31 décembre le même marché allait être fermé par mesure sanitaire et le 1er janvier 2020, les autorités chinoises ont signifié à l'Organisation mondiale de la Santé, sans délai apparent donc, ce regroupement inhabituel de cas sévères, en mentionnant la cause inconnue, et l'origine probable du marché aux poissons de Wuhan. Ces mêmes autorités ajoutaient que ce n'était ni un virus de la grippe (qui circulait alors en Chine continentale en ce début d'hiver), ni le virus du syndrome respiratoire aigu sévère ou SRAS, ce coronavirus (nommé SARS-CoV, car l'acronyme SRAS s'écrit « SARS » en anglais et fonde la taxonomie moderne des virus, comme indiqué plus haut) qui avait défrayé la chronique en 2003 mais qui avait depuis disparu de la planète.

Les autorités chinoises annonçaient tout mettre en œuvre pour identifier la cause du problème et assuraient contrôler la situation. Dix jours plus tard, une équipe de recherche de Shanghai allait prendre l'initiative de publier la première séquence complète du génome de ce nouveau coronavirus, sur une base de données de génétique moléculaire ouverte à la communauté scientifique internationale.

> « *Le Gouvernement chinois doit être félicité pour les mesures sans précédent qu'il a prises en vue d'endiguer la flambée, malgré les graves conséquences sociales et économiques de ces mesures pour la population chinoise.* »
>
> Tedros Adhanom Gebreyesus,
> Directeur Général de l'OMS, 30 janvier 2020[2]

L'OMS, mais aussi le président américain Donald Trump allaient alors féliciter les autorités chinoises pour leur diligence. En moins de quinze jours en effet, la Chine avait notifié l'émergence épidémique à l'organisation onusienne, mais aussi identifié et contrôlé l'origine probable, le marché de Wuhan et – cerise sur le gâteau – transmis l'information la plus complète possible sur l'agent pathogène en cause, en livrant le code génétique complet du virus prélevé sur les premiers patients. Vraiment, les Chinois semblaient avoir retenu les leçons du SRAS de 2003, lorsque l'OMS et toute la communauté internationale avaient vivement et vertement pointé du doigt le gouvernement de Pékin pour ses négligences et ses retards à identifier, notifier et contrôler l'émergence du coronavirus (déjà !), probablement également survenue en Chine continentale. À l'époque ce furent d'abord les autorités de Hong Kong et celles du Vietnam qui avaient identifié concomitamment le nouveau virus qui s'était répandu comme une traînée de poudre dans plus de vingt-cinq pays et territoires dans le monde en causant plus de huit mille cas et trois mille morts, dont une large partie aurait probablement pu être évitée si la Chine n'avait pas caché le démarrage de l'épidémie et fait prendre ainsi des retards dommageables à son contrôle précoce. De plus ces errances avaient définitivement empêché la communauté scientifique internationale de remonter aux origines de la transmission du SRAS, au fameux « patient zéro » et si un lien a pu être évoqué entre la chauve-souris, la civette (un mammifère rongeur à la chair appréciée des Chinois) et l'Homme, jamais cette hypothèse n'a pu être formellement vérifiée ultérieurement, faute de données.

Mais cette fois-ci, il en allait être tout autrement, l'empire du Milieu s'était montré le bon élève de la santé globale, il avait fait un bond qualitatif et quantitatif d'envergure

> *« Il y aura à l'avenir d'autres virus comparables au SRAS [syndrome respiratoire aigu sévère, en 2003], mais il n'y aura plus d'épidémie comparable. »*
>
> Gao Fu, directeur du Centre chinois de contrôle et de prévention des maladies, 4 mars 2019[3]

---

tant en termes de surveillance épidémiologique que d'analyse moléculaire.

Lorsque dans un premier temps, la Chine a affirmé qu'il n'y avait pas d'élément permettant d'évoquer une transmission interhumaine du virus à ce stade – et cela jusqu'au 20 janvier 2020 –, l'OMS n'a pas cru devoir remettre en question les affirmations des autorités chinoises fondées, disaient-elles, sur l'avis de ses propres scientifiques, et non sur un consensus d'experts internationaux comme l'organisation internationale avait jusque-là l'habitude de procéder en pareille situation. Et puisqu'il ne s'agissait pas d'une maladie à transmission interhumaine, il n'y avait aucune raison de s'inquiéter outre mesure n'est-ce pas ? Les avions continuaient de décoller et d'atterrir à l'aéroport de Wuhan, en direction de toutes les grandes métropoles mondiales, les routes et les voies ferrées de ce véritable hub de connexion du pays permettaient aussi d'aller et de venir depuis ce centre économique stratégique vers toutes les régions du pays. Et puis on n'avait pas envie de gâcher la fête du nouvel an lunaire qui s'annonçait et leurs préparatifs qui allaient bon train. Le traditionnel banquet organisé à l'occasion à Wuhan allait rassembler le 18 janvier pas moins

> *« Je suis parvenu à la conclusion que le risque de transmission d'humain à humain est faible. »*
>
> Li Qun, chef des urgences à la Commission nationale de la santé, 15 janvier 2020[4]

de 40 000 familles. Entre un et cinq millions d'habitants de la ville de Wuhan qui en compte onze auraient d'ailleurs quitté la ville, pour rejoindre dit-on leurs familles aux quatre coins du pays. Aujourd'hui, on peut se demander si certains d'entre eux, conscients de ce qui se passait sur place, n'ont pas préféré fuir avant que les choses ne tournent au vinaigre. Lorsque, devant les faits – qui sont têtus comme nous le savons tous – avec une croissance exponentielle du nombre de nouveaux cas, l'encombrement des hôpitaux fortement sous-dimensionnés dans cette capitale industrielle chinoise de croissance récente et rapide, devant aussi les rapports alarmants de certains médecins locaux que l'on allait vite réduire au silence (voir p. 31), les autorités locales et nationales n'auront pas d'autre choix que de reconnaître (le 22 janvier) la contamination interhumaine d'une épidémie en rapide émergence. C'est plutôt dans l'indifférence apparente du numéro un chinois, Xi Jinping, que le plus grand confinement de l'histoire de la Chine contemporaine allait se mettre en place. Lors de son discours à la veille du Nouvel An Lunaire, depuis Pékin, le dirigeant n'a pas eu un mot sur l'épidémie qui faisait alors rage à Wuhan et dans le Hubei. Il faudra attendre le 10 mars pour le voir effectuer son premier déplacement – très médiatisé – à Wuhan. C'était pour y affirmer que la situation était désormais sous contrôle et surtout pour vanter la qualité de la riposte chinoise en termes de lutte contre l'épidémie.

Le pays du milieu avait bien l'intention de donner une leçon magistrale au reste du monde et d'ailleurs le président américain Donald Trump allait saluer, jusqu'à la fin mars 2020, par plusieurs tweets enthousiastes, les efforts conjoints des autorités chinoises et de l'OMS dans la maîtrise d'un phénomène qui allait bien sûr rester purement local. Il adressait toute sa sympathie au peuple chinois concerné. Parmi les décisions prises immédiatement et qui allaient impressionner particulièrement les dirigeants et les peuples occidentaux ainsi que les experts de l'OMS, les Chinois inventèrent le concept du confinement strict (*lockdown* en anglais), c'est-à-dire la mise en quarantaine avec assignation rigoureuse à résidence de toute la ville de Wuhan, puis de sa région (le Hubei, 59 millions d'habitants) et enfin des régions limitrophes. Jamais de mémoire d'hommes, en temps de paix, on n'avait connu pareil confinement de populations entières dans le monde. Certes, des cordons sanitaires avaient pu être mis en place, ici et là, lors d'épidémies naissantes, mais ils demeuraient habituellement circonscrits aux quartiers d'une ville (dans le cas de

> *« Je viens d'avoir une très bonne conversation avec le Président chinois Xi. Avons parlé en détail du coronavirus qui ravage de grandes parties de notre planète. La Chine a beaucoup souffert et a une grande connaissance du virus. Nous travaillons étroitement ensemble. Beaucoup de respect ! »*
>
> Donald Trump, 27 mars 2020[5]

l'épidémie d'Ebola en Afrique de l'ouest, en 2015), voire à des villes entières (comme aux États-Unis pendant la grippe espagnole de 1918) mais sans assignation à résidence des habitants. Pour démontrer l'efficacité de l'autoritarisme chinois, des reportages présentaient les rues de Wuhan désertes sillonnées de voitures de police, des techniciens venant fermer, au fer à souder, les portes d'entrée des appartements des habitants mis à l'isolement. La ville fut dotée en une huitaine de jours d'un nouvel hôpital de plusieurs milliers de lits. À grand renfort d'images spectaculaires qui firent le tour du monde plus rapidement que le coronavirus, les autorités chinoises montraient à la face des habitants de la planète ce qu'était la réponse d'un grand pays moderne, communiste et centralisé, pour contrer l'émergence d'une maladie virale hautement transmissible et dangereuse. La Chine allait réussir à neutraliser l'épidémie avant même qu'elle ne devienne pandémie, c'est-à-dire qu'elle ne se répande sur la planète entière.

La Chine à l'arrêt

Le monde sidéré mais aussi fasciné par une telle riposte découvrait l'une des plus grandes métropoles industrielles chinoises totalement à l'arrêt pour une durée indéterminée. Au même moment, aux Hôpitaux Universitaires de Genève, nous apprenions que les masques chirurgicaux prévus pour la protection du personnel et des visiteurs étaient tous fabriqués… à Wuhan. Nous avons alors eu de premiers frémissements d'inquiétude concernant nos approvisionnements. Mais bien d'autres ont dû commencer à s'inquiéter sur ce qui allait advenir de leur secteur d'activité. La réponse de Wuhan fut un électrochoc mondial.

Au moment où les Chinois décidèrent enfin d'agir contre cette épidémie explosive à Wuhan et dans sa région, des premiers cas ont été repérés à Bangkok puis à Hong Kong et la pression s'est alors accrue sur le directeur général de l'OMS pour qu'il applique le Règlement Sanitaire International, et qu'il déclare l'événement comme relevant d'une Urgence de Santé Publique de Portée Internationale (USPPI). C'est la terminologie juridique inscrite dans le règlement lui-même, ratifié depuis 2005 par les 194 États membres de l'OMS, dont la Chine. Pour cela il fallait que le directeur général réunisse le Comité d'Urgence, sorte de conseil scientifique indépendant, qui propose ou non au directeur général de prendre une telle décision. Le président du Comité d'Urgence était alors Didier Houssin, professeur de médecine parisien, une personnalité très au fait des émergences épidémiques et connue pour son indépendance d'esprit, son esprit consensuel et sa droiture. Nul ne sait exactement les pressions exercées lors des premières discussions du Comité d'Urgence, mais nous connaissons la très ferme opposition du gouvernement chinois vis-à-vis de la déclaration d'une telle USPPI. Fait assez rare dans l'histoire de l'organisation, Didier Houssin lâcha lors de la conférence de presse qui suivit la première réunion, le 22 janvier, un commentaire sibyllin inhabituel : il indiqua que le comité était divisé à « 50-50 » sur la recommandation à faire au directeur général. Dans ce contexte d'absence de consensus aucune décision ne sera prise. Mais sous la pression grandissante de la communauté internationale et probablement d'autres États membres, sans que le processus ne soit très transparent, le directeur général a été conduit à convoquer une nouvelle fois, une semaine plus tard, le Comité d'Urgence, qui a alors proposé au directeur général de déclarer cette émergence comme une USPPI. Tedros Adhanom Gebreyesus s'est exécuté le 30 janvier 2020, assortissant son intervention de félicitations alambiquées à la Chine pour sa gestion de la crise et précisant que cette officialisation ne revêtait aucune connotation de défiance vis-à-vis de l'action conduite par la Chine mais visait plus précisément à mobiliser la communauté internationale en cas de débordement épidémique dans les pays à faibles niveaux de revenus. L'Afrique subsaharienne en particulier était beaucoup moins bien équipée pour faire face à une telle menace. Cette décision bien enrobée devait permettre aux autorités chinoises de sauver la face, alors qu'elles se débattaient avec une épidémie qu'elles ne contrôlaient clairement plus.

L'heure du doute

Le surlendemain, 1er février, on allait enfin commencer à sortir du discours de façade. Le premier pas fût réalisé par le professeur Gabriel Leung de l'Université de Hong Kong, lorsqu'il affirma qu'il n'y avait pas 12 000 cas d'infections à Wuhan et dans sa région, comme le rapportaient officiellement les autorités chinoises, mais plus de 75 000, d'après des techniques de modélisation mathématique, construites à partir des cas identifiés de par le monde. Ce chiffre allait être confirmé par une autre équipe, de l'Imperial College à Londres. Un peu plus tard, l'OMS décidera de diligenter une mission conjointe Chine-OMS sur place. Cette mission était bien sûr très opportune, et c'est le secrétariat de l'OMS qui en a pris l'initiative, car curieusement aucun de ses États membres, n'en a jamais fait la demande. Tedros Adhanom Gebreyesus effectua un voyage éclair à Pékin quelques jours avant l'arrivée de la mission. Reçu par le numéro un chinois devant toutes les caméras du monde, il devait rassurer les autorités chinoises sur le bon déroulement et la composition de cette mission d'enquête, conduite par l'excellent médecin épidémiologiste canadien, Bruce Aylward, personnel de l'OMS à Genève. Cette mission allait revenir conquise par le modèle de réponse chinois, ce qui eut une influence déterminante sur les stratégies ultérieures des différents pays successivement touchés par l'épidémie.

> « *Grâce à la stratégie de confinement peut-être la plus ambitieuse, agile et agressive de l'histoire, la Chine a changé le cours d'une épidémie mortelle en rapide progression.* »
>
> Rapport de mission OMS-Chine, 16-24 février 2020

Le modèle de confinement strict se présentait, selon les auteurs du rapport, comme la forme de réponse la plus efficace possible, tout en se révélant difficile à mettre en œuvre ailleurs dans le monde avec autant de rigueur et d'efficacité. Il y a fort à parier que les autorités chinoises buvaient du petit-lait en parcourant le document. Nulle mention aux atteintes aux droits de l'homme ni de questions concernant le confinement liberticide. Nulle mention non plus de réponse alternative. Rien en particulier sur Hong Kong ou l'île rebelle de Taïwan, dont on sait qu'ils avaient eux aussi pris la menace très au sérieux, et conduit des ripostes très différentes, sans recours au confinement (voir p. 97). Pas d'analyse non plus de la réponse du Japon, pays démocratique au niveau de vie comparable à celui de l'Europe ou des États-Unis. Non, le modèle de lutte contre le coronavirus serait celui expérimenté à Wuhan, devenu la doctrine de l'OMS promue pour le reste du globe.

Alors, pourquoi parler de « défaite de Wuhan » ? Dans le fond, ce confinement strict n'a-t-il pas été, au contraire, une victoire ? Un bon modèle pour tous les pays qui l'ont adopté (c'est-à-dire l'immense majorité des pays dans le monde par la suite) ? Et puis, lorsque l'on regarde les indicateurs épidémiologiques, tant en termes de morbidité que de mortalité, les Chinois semblent avoir été plutôt meilleurs que partout ailleurs, au moins jusqu'à la fin de l'année 2020, non ?

De la défaite de Wuhan à la pandémie de Covid-19

En fait, si je qualifie l'expérience de Wuhan de *défaite*, c'est au regard de l'ambition chinoise affichée à l'origine. Le confinement de Wuhan devait permettre d'éviter la contamination des autres régions de Chine et du monde, d'éviter que le processus ne dégénère en pandémie (désignée ainsi le 11 mars par l'OMS) et de ce point de vue, force est de constater que les mesures de contrôle ont échoué, puisqu'une pandémie d'ampleur majeure s'en est suivie. Les autorités chinoises ont surtout montré leurs capacités de manipulation de l'opinion publique et leurs talents de communication interne et externe. Il ne sera sans doute plus possible de retracer l'origine du virus, et même si une commission indépendante a été missionnée par l'OMS pour tenter de faire toute la lumière sur le sujet, l'on ne sait même pas aujourd'hui comment dater les faits avec précision. Quand les autorités ont-elles été au courant des premiers cas ? Quand ont-elles pris conscience de l'ampleur du problème ? De sa gravité ? De la transmission interhumaine ? Certains lanceurs d'alerte ont payé cher d'avoir cherché à prévenir leurs collègues dès le mois de décembre d'une possible transmission du virus

> *« Si les initiatives non pharmaceutiques [distanciation sociale] avaient pu être menées une, deux ou trois semaines plus tôt en Chine, le nombre de cas aurait pu être diminué de 66 %, 86 % et 95 % respectivement. »*
>
> OMS, note de douze scientifiques du 13 mars 2020[6]

---

entre humains (voir p. 31). Yan Limeng, une chercheuse de l'Université de Hong Kong a affirmé avoir été bâillonnée par son institution (qui le dément depuis) pour qu'elle ne révèle pas que les autorités chinoises savaient depuis le mois de décembre que le virus se transmettait de personne à personne.

Et si le marché aux poissons de Wuhan n'avait été qu'un cluster ?

Il est très possible, même si l'on ne pourra probablement jamais le vérifier, que les cas regroupés du marché aux poissons de Wuhan fin décembre 2019 représentaient en fait un cluster. Un cluster survenant probablement après plusieurs semaines d'un développement épidémique silencieux, puisqu'un grand nombre d'infections restent asymptomatiques avant que l'épidémie ne démarre vraiment. L'« explosion exponentielle » de l'épidémie dont le taux de reproduction de base (R0) est, disons entre 2 et 3 (voir p. 5), n'est pas très perceptible dans les débuts du processus, en particulier si la maladie n'est pas systématiquement bruyante et sévère. Cela signifie que début novembre, voire beaucoup plus tôt, un cas a pu émerger d'on ne sait où, à proximité de Wuhan, l'individu malade ayant ensuite transmis le virus à deux ou trois autres personnes, qui ont ensuite mis une semaine à devenir à leur tour infectieux et ont contaminé quatre ou six autres personnes. Une semaine plus tard, le nombre de cas pouvait s'élever à huit (ou douze), puis seize (ou vingt-quatre). On voit qu'il peut y avoir un certain délai avant que quelques malades se présentent à l'hôpital avec des complications sévères surtout si les premiers cas sont jeunes et sans facteurs de risque. Les clusters survenus en Europe principalement chez des jeunes de moins de 40 ans durant l'été 2020 sont assez éclairants d'un tel processus qui peut mettre plusieurs mois avant d'être décelé si l'on n'effectue pas massivement des tests (plus d'un million de tests par semaine ont été effectués en France durant le mois d'août mettant en évidence une propagation silencieuse du virus qui n'explosera qu'en octobre pour constituer la deuxième vague pandémique dans toute l'Europe). Avec une mortalité de tout juste 0,5 % (taux rapporté à toutes les contaminations, en juillet 2020), la Catalogne aurait-elle seulement remarqué le foyer qu'elle a enregistré à cette période, si elle n'avait pas testé aussi intensivement sa population ? Les 15 000 « cas » (en fait principalement des tests positifs chez des personnes asymptomatiques ou contacts) identifiés alors auraient pu largement passer inaperçus et les 85 décès rapportés principalement chez des personnes très âgées auraient tout à fait pu ne pas être attribués à une cause émergente mais à des arrêts cardio-respiratoires survenant en fin de vie. Ce sont des cas sévères atypiques chez des gens jeunes, phénomène heureusement très rare avec ce nouveau coronavirus, qui alertent les médecins puis les autorités, pas les petits rhumes ni même les syndromes grippaux banaux. Il a donc très probablement fallu du temps avant que les médecins Chinois s'alertent d'un processus anormal avec ce coronavirus.

La défaite

On perd une bataille quand on rate ses objectifs. Si les objectifs affichés de la bataille de Wuhan avaient été plus modestement de contrôler l'épidémie sur place, de limiter le nombre de cas et de morts, alors on aurait pu célébrer la victoire de Wuhan. Nous aurions volontiers convenu que le confinement autoritaire et strict imposé par les autorités chinoises avait fonctionné avec efficacité sur la diffusion et la transmission du virus. Mais lorsque l'objectif explicite était de contenir le processus épidémique à sa racine, d'en empêcher sa diffusion au-delà des frontières du territoire atteint, alors l'échec est rapidement devenu patent et même retentissant. Et qui plus est, il s'est assorti de l'impression d'une très grande forfaiture. Le gouvernement chinois a donné l'illusion au monde que seul un gouvernement dictatorial et autoritaire pouvait endiguer une épidémie d'une telle ampleur. Mais les digues ont sauté et le monde entier pleure aujourd'hui ses souffrances, ses morts et sa crise économique sans précédent.

L'OMS aurait pu comparer la réponse chinoise avec d'autres modèles très différents, en particulier ceux de Hong Kong, de la Corée du Sud, de Singapour, de Taïwan, du Vietnam, de la Thaïlande, du Japon, d'Australie ou de Nouvelle-Zélande. Le monde aurait alors disposé d'un éventail d'expériences et en fonction de son degré de préparation, de développement économique et de sa propension à imposer des mesures coercitives à sa population, les gouvernements auraient pu choisir d'appliquer tel ou tel modèle avec une connaissance plus objective des politiques conduites dans le monde.

4

Li Wenliang, héros malgré lui

> “ *Sept cas de SRAS ont été notifiés [à l'hôpital] du marché aux poissons Huanan [de Wuhan]. Aux dernières nouvelles, des infections par coronavirus ont bien été confirmées, mais la souche exacte restait encore à préciser.* ”
>
> Li Wenliang, ophtalmologiste à l'Hôpital Universitaire de Wuhan, 30 décembre 2019[1]

Li Wenliang a été diplômé de la Faculté de Médecine de Wuhan en 2011. Il travaillait à l'hôpital universitaire de la capitale de la région chinoise du Hubei comme ophtalmologiste. Il était marié et père d'un enfant, son épouse étant enceinte du second à la fin de l'année 2019. Son tort principal aura été d'avoir vu passer, le 30 décembre 2019, un rapport de la docteure Ai Fen, médecin cheffe du service des urgences de son hôpital.

En réalité, les urgences de l'hôpital universitaire avaient reçu dès le 18 décembre un premier patient atteint d'une pneumonie atypique. C'était un livreur du marché aux fruits de mer Huanan de Wuhan. Lorsque Li Wenliang voit passer ce lundi 30 décembre 2019 le rapport quotidien des urgences sur les sept cas de pneumonies atypiques dues à un coronavirus, il poste rapidement l'information sur WeChat, l'équivalent chinois de WhatsApp, c'est-à-dire sur une messagerie privée (et non pas sur Twitter). Les destinataires de son message sont ses propres amis, tous membres d'un groupe de jeunes collègues, anciens de sa promotion à la Faculté. Mais rapidement, le rapport est partagé sur les réseaux sociaux et c'est là que les ennuis vont commencer pour le pauvre Li Wenliang. La direction de l'hôpital est alors venue le réprimander à la vue de captures d'écran de son message publiées en ligne. Il est interrogé par la police publique de Wuhan le 3 janvier. On exige de lui qu'il signe une lettre où il reconnaît perturber l'ordre public, et il y promet de cesser « ses actions illégales ». Malheureusement, il contractera le 8 janvier le SARS-CoV-2 suite à un contact avec l'un de ses patients infectés, à une époque où les autorités chinoises niaient encore officiellement toute transmission interhumaine et ne recommandaient donc pas au personnel hospitalier de prendre des précautions particulières. Le 12 janvier, il est admis en soins intensifs. Sa femme, enceinte, et ses parents vont aussi être infectés par le virus, probablement par Li Wenliang lui-même, dont l'état clinique ne va cesser de s'aggraver au cours des jours suivants.

Li Wenliang est décédé le 6 février à l'âge de 33 ans.

> *« Je pense qu'il devrait y avoir plus d'une voix dans une société saine, et je n'approuve pas l'utilisation du pouvoir public pour des interférences excessives. »*
>
> Li Wenliang, 4 février 2020[2]

Malgré la censure, sa mort va provoquer une vague d'indignations sur les réseaux sociaux chinois. La Cour suprême chinoise avait juste eu le temps de réhabiliter, la veille, le 5 février, les huit lanceurs d'alerte, dont Li Wenliang, tous habitants de Wuhan, déclarant que leurs propos « n'étaient pas entièrement faux » et que leurs messages, « s'ils avaient été entendus et relayés, auraient pu représenter une chance pour les citoyens de Wuhan ».

> *« Nous sommes très attristés par la nouvelle du décès du Dr Li Wenliang. Nous devons tous rendre hommage au travail qu'il a réalisé sur le #2029nCoV. »*
>
> OMS, 6 février 2020[3]

5

L'OMS sans armée et sans munitions

> « *Testez, testez, testez!* »
>
> Tedros Adhanom Gebreyesus, directeur général de l'OMS, 16 mars 2020[1]

Une agence onusienne respectée pour ses avis de portée sanitaire

Fondée à l'après-guerre, en 1948, sur les ruines du Comité d'Hygiène de la Société des Nations, l'Organisation mondiale de la Santé a son siège à Genève, sur les rives du Lac Léman. Cette organisation onusienne est dotée de six bureaux régionaux et son organe de gouvernance, son « conseil d'administration » en quelque sorte, appelé Assemblée mondiale de la Santé (AMS), réunit des représentants des 194 États membres chaque année en mai (sauf en 2020 où l'assemblée s'est tenue à distance pour la première fois de son histoire, pour partie en mai et pour une autre en novembre). L'AMS nomme le directeur général de l'OMS pour un mandat de cinq ans. Elle fixe les prérogatives de l'organisation, les priorités de son action et vote son budget. Tedros Adhanom Gebreyesus est le huitième directeur général et premier Africain à ce poste. Il fut auparavant ministre, successivement, de la santé et des affaires étrangères du gouvernement éthiopien, et a pris ses fonctions à Genève le 1er juillet 2017. Il est entouré de trois vice-directeurs. L'OMS est une agence normative de l'ONU, c'est-à-dire à forte composante technique. Elle est dotée d'un budget annuel relativement modeste pour les fonctions qui lui sont attribuées, de 4,4 milliards de dollars, soit à peu près la moitié du budget de l'Assistance Publique Hôpitaux de Paris, ou le double de chacun des centres hospitalo-universitaires de Marseille, de Lyon ou de Genève. Elle emploie 7 000 à 8 000 personnes dont les compétences sont rarement contestées (ce qui est une gageure connnaissant les joutes scientifiques qui ont entouré les questions médicales et scientifiques relatives à la Covid-19). J'ai très peu d'exemples en mémoire où les recommandations techniques et scientifiques de l'OMS sur une question de santé ont fait l'objet de critiques ou de controverses importantes. Cela a été le cas, par exemple, s'agissant de la cigarette électronique, l'OMS s'étant montrée particulièrement frileuse et conservatrice, comme toute une aile un peu moralisatrice des écoles de santé publique dans le monde. La question de la cigarette électronique est un sujet clivant, sur lequel le consensus n'existe pas et il n'est pas anormal que l'OMS ait adopté une position conformiste qui ne contente pas tout le monde. Mais sur bon nombre de sujets, y compris parfois lorsqu'ils sont assez politiques ou sensibles, comme ceux relatifs à l'accès aux médicaments essentiels, sujet qui fut très contesté à l'origine par les industriels du médicament, les positions de l'OMS sont généralement respectées et appréciées, parfois même courageuses. On peut aussi dire que l'OMS n'est que très rarement contestée par les pays à niveau de revenu faible ou moyen (qu'on appelait autrefois « en voie de développement »), alors qu'elle est beaucoup plus souvent critiquée par les pays les plus riches. En raison de la modicité des contributions des États membres, les reproches exprimés par les États riches ne tiennent probablement pas tant au fait qu'ils sont les gros « actionnaires » de l'organisation, ce qui pourrait les amener à davantage d'exigence. En revanche, moins les États membres ressentent le besoin de l'OMS pour éclairer leur action politique et plus ils s'en plaignent. Les États pauvres, moins bien équipés en expertise interne (ils ne disposent le plus souvent pas d'écoles de santé publique ni de laboratoires de recherche), apprécient particulièrement la compétence offerte par l'OMS. Ils la perçoivent comme indépendante, peu entachée de conflits d'intérêts, ils en ont simplement besoin, elle leur est utile et ils le savent.

Une réforme de l'OMS suit (presque) toujours une crise sanitaire importante

D'importantes critiques sont habituellement adressées à l'OMS au moment ou au décours (c'est-à-dire à la phase de déclin) de crises sanitaires de dimension internationale. Ce fut le cas lors des épisodes du SRAS, de la grippe aviaire, mais aussi de la pandémie grippale A/H1N1, de l'épidémie d'Ebola en Afrique de l'Ouest en 2015, et plus récemment de l'émergence du SARS-CoV-2. Après le SRAS, il avait été décidé d'accélérer la révision du Règlement Sanitaire International (RSI). Le RSI n'a pas l'impact des traités internationaux astreignants assortis de pouvoir de sanction, comme c'est le cas pour ceux de l'Organisation mondiale du Commerce ou même du Bureau International du Travail, deux organisations également basées à Genève, à quelques encablures du siège de l'OMS.

Un chef d'orchestre privé de sa baguette

Les États membres de l'OMS n'ont jamais accepté d'octroyer au Directeur Général de l'OMS la baguette du chef d'orchestre qu'ils lui reprocheront plus tard de ne pas tenir avec autorité, lorsque ces mêmes États perdront le contrôle sur l'évolution de la crise. Il se trouve que les prérogatives sanitaires sont très jalousement gardées par les États-nations qui ne souhaitent pas les voir rognées par des organisations internationales ou inter-étatiques (la problématique est un peu similaire par exemple dans l'Union européenne lorsqu'il s'agit de l'ECDC, l'agence de sécurité sanitaire européenne basée à Stockholm). Les États membres ne se sont jamais mis d'accord pour accepter que des comités de visite constitués d'experts étrangers indépendants puissent venir mener des inspections sur leur sol, comme c'est le cas dans le domaine des installations nucléaires civiles ou de l'industrie chimique. Rappelons que l'objectif du RSI est justement d'éviter qu'une émergence épidémique, une explosion nucléaire ou une contamination chimique ne prenne une dimension internationale. Tout cela demande des infrastructures de veille et d'alerte, des dispositifs d'identification et de tests, des laboratoires d'analyses performants et harmonisés, des personnels formés et compétents. Rien de cela n'est aujourd'hui vérifiable par des équipes indépendantes internationales. On rappelle régulièrement à l'OMS qu'elle est une organisation inter-gouvernementale et non pas supranationale. Les États membres n'ont donc, dans leur logique, accordé aucune prérogative spéciale au directeur général de l'organisation y compris lorsque la situation internationale est tendue au point de constituer un état d'urgence de santé publique de portée internationale. La pandémie de Covid-19 a été la sixième occasion pour le directeur général de l'OMS de déclarer un tel état d'urgence planétaire. Il le fit le 30 janvier 2020, après une semaine d'atermoiements, mais reconnaissons que cette déclaration qui suivit de moins d'un mois la notification du problème à l'OMS par les Chinois fut la plus rapide décision de déclaration d'urgence sanitaire dans l'histoire de l'organisation. La seule prérogative qu'ait le directeur général alors est de publier des recommandations temporaires, lesquelles sont souvent violées par plusieurs États membres, lorsque ce n'est pas par la plupart d'entre eux, sans d'ailleurs que l'OMS ne relève ce qui semble constituer pour elle la normalité. Ce fut le cas dès le début de la crise de la Covid-19, qui une fois déclarée comme urgence sanitaire, fut l'objet d'une recommandation temporaire demandant aux États membres de ne pas fermer leurs frontières avec la Chine, car cela aurait été « contreproductif risquant de favoriser le passage illégal de voyageurs clandestins plus difficiles à contrôler ».

La Russie, Singapour, la Mongolie, puis l'Allemagne, l'Union européenne, les États-Unis et bientôt tous les États membres se sont empressés de violer cette disposition (sauf les Suisses qui hébergent l'organisation et se sont retenus un peu plus longtemps que les autres pays !). Pas une fois cependant, l'OMS n'a protesté, même verbalement, pour pointer ces entorses flagrantes d'un traité qui semblait bien moribond en pleine tempête. Elle n'a pas plus retiré sa recommandation qui visiblement ne faisait pas consensus auprès de ses États membres, peut-être juste pour ne pas déplaire à la Chine.

Les bureaux de l'OMS, portes d'entrée au sein des gouvernements des pays

Face à l'impuissance dans laquelle les États membres ont placé volontairement l'organisation et son secrétariat général, l'OMS a usé de ruse et d'astuces pour « infiltrer » les gouvernements de ses États membres afin d'influencer leurs politiques publiques. N'ayant pas d'instruments coercitifs pour forcer les États à mettre en œuvre des politiques de santé coordonnées et fondées sur les dernières connaissances scientifiques, l'OMS a mis en place au sein de sa structure décentralisée, en plus de ses six antennes régionales, des bureaux dans bon nombre d'États qui les ont accueillis le plus souvent avec beaucoup d'empressement. Ces bureaux sont autant de portes d'entrées de l'organisation dans les ministères des États auprès desquels ils sont positionnés. L'OMS ne peut pas décréter une mission d'inspection sanitaire indépendante sur le sol d'un de ses États membres, sauf bien sûr à son invitation expresse. En revanche, l'OMS dispose par son réseau bien connecté d'une présence permanente, reconnue et experte, qui peut envoyer des informations à l'antenne régionale ou au siège. Ce maillage crée bien sûr une politisation accrue de l'OMS, puisque des relations bilatérales plus ou moins transparentes se sont mises en place, laissant à l'organisation une assez grande latitude pour étendre son influence sur les États, tant que les États concernés sont consentants, mais sans qu'il soit possible à la fois de mesurer les effets de cet ascendant, ni d'en établir totalement l'importance et la réalité. Mais on comprend mieux ainsi les relations parfois ambiguës que l'OMS peut entretenir avec certains de ses États membres, sans que c'en soit une excuse. Ainsi, pour ne pas offenser la Chine, l'OMS a-t-elle marginalisé Taïwan jusqu'à l'empêcher de disposer d'un statut de membre observateur à l'Assemblée mondiale de la Santé, ou plus bêtement, en n'allant pas s'enquérir des méthodes que l'île rebelle avait déployé en matière de lutte contre la première vague pandémique de Covid-19 (voir p. 97), alors justement que Taïwan revendiquait une action d'une particulière efficacité, elle qui, à 130 kilomètres des côtes de Chine continentale, n'avait enregistré à la fin de l'année 2020 que 770 cas et 7 décès, l'un des taux de morbidité et mortalité par Covid-19 les plus bas du monde, pour un territoire de près de vingt-cinq millions d'habitants.

Chaque crise sanitaire majeure se complique d'une profonde remise en question de l'OMS par (certains de) ses États membres. Aujourd'hui, nous pouvons donc nous attendre à ce que la pandémie de la Covid-19 se solde par une nouvelle réforme de l'OMS, proportionnelle dans son ampleur à l'impact sanitaire, économique et social de la pandémie. Les premiers soubresauts annonciateurs de cette remise à plat se sont déjà fait entendre, puisqu'à peine entrés dans le Boléro de la Covid-19, les États-Unis ont annoncé d'abord en avril le gel de leur contribution et ensuite en mai leur retrait de l'organisation. Toutefois ce retrait annoncé par le président Trump ne devait prendre effet qu'à l'été 2021 seulement en cas de réélection du magnat de l'immobilier, puisque le candidat Joe Biden avait déclaré pendant sa campagne que l'une de ses premières résolutions, sitôt nommé Président des États-Unis, serait de remettre son pays dans le concert des nations membres de l'OMS. L'organisation a donc suivi le processus électoral américain avec une particulière attention et a dû être rassurée lorsque les résultats ont fini par tomber après leur lent décompte. La situation cependant n'était pas si nouvelle, et les États-Unis ont déjà par le passé menacé plusieurs fois de geler leur contribution à l'OMS comme à d'autres organisations onusiennes.

> « *Aujourd'hui, j'ai donné ordre à mon administration de suspendre notre financement à l'Organisation mondiale de la Santé en attendant les résultats d'une évaluation de son rôle dans la très piètre gestion de la dissémination du coronavirus.* »
>
> Donald Trump, Twitter, 14 avril 2020[2]

Les nord-Américains ont beaucoup soutenu les causes de l'OMS dans le monde lorsqu'il s'est agi d'éradiquer la variole (1980) et la poliomyélite (pour cette maladie, l'objectif était très proche d'être atteint en 2020, mais non finalisé) ou encore de lutter contre la tuberculose ou le paludisme. Leur soutien, très souvent enthousiaste, n'est pas seulement financier, il représente aussi un apport précieux en ressources humaines d'un extraordinaire niveau de compétence. On a souvent accusé l'OMS de collusion avec l'industrie pharmaceutique ou le secteur privé dans son ensemble, même si ces reproches se sont fait moins entendre lors de la crise de la Covid-19, quand les nations ont combattu avec des moyens de riposte non pharmaceutiques. Le diable a aussi été se loger chez les grandes organisations philanthropiques internationales, qui financent aujourd'hui 80 % du budget de l'OMS. Parmi elles, la Fondation Rockfeller, le Rotary et surtout la Fondation de Bill et Melinda Gates qui est devenue le premier contributeur de l'OMS. Enfin, l'organisation fait l'objet d'accusations récurrentes d'une trop forte politisation, cela a été le cas y compris sur des sujets sans rapport direct avec les questions de santé comme le conflit israélo-palestinien particulièrement sensible sur la scène diplomatique internationale, quoique ces reproches par le gouvernement américain aient été moins fréquents à propos de l'OMS que de l'UNESCO. Plus récemment, à l'occasion de la Covid-19, lorsque les États-Unis sont eux-mêmes rentrés dans la pandémie, le président Donald Trump a alors reproché à l'OMS sa complaisance, voire sa collusion, avec la Chine. Le Directeur Général de l'OMS s'est vu imposer par l'Assemblée mondiale de la Santé en mai 2020 une seconde mission en Chine visant à faire la lumière sur l'origine de la pandémie et aussi une mission d'évaluation indépendante de l'action de l'OMS. Le discours de l'OMS allait beaucoup fluctuer pendant la pandémie, sur de nombreux points, suivant en cela l'évolution des connaissances. En particulier le discours rassurant tenu en janvier d'une épidémie qui ne dépasserait pas les frontières de la Chine laisserait place à un discours de plus en plus préoccupé, atteignant son acmé lorsque le directeur général annonçait lors d'une conférence de presse virtuelle, le 22 avril 2020, que la « pandémie durerait encore longtemps ».

Le 22 août 2020, le directeur général de l'OMS se faisait plus rassurant, en raison d'annonces prometteuses durant l'été sur la découverte d'un vaccin, se risquant même à avancer un délai « de moins de deux ans », une pandémie « plus courte que la grippe espagnole de 1918-1919 ».

6

Amadou Sall, le dompteur du fauve

« *Si on arrive avec des solutions techniques et que la population ne fait pas partie de la solution, ça ne sert à rien.* »

Amadou Sall, directeur de l'Institut Pasteur de Dakar, 31 juillet 2020[1]

Amadou Sall est le premier directeur africain de l'Institut Pasteur de Dakar, l'un des principaux centres de recherche médicale et de production locale de vaccin en Afrique de l'Ouest, créé en 1923 par les Français. Il est l'un des plus grands virologues au monde, formé à Toulouse où il y fit sa médecine avant de partir à Paris, Oxford et enfin Galveston, où officie l'un des plus prestigieux laboratoires de virologie des États-Unis. Il fut responsable du laboratoire des hépatites virales de l'Institut Pasteur du Cambodge avant de prendre les rênes de l'Institut Pasteur de Dakar qui héberge aussi le centre collaborateur de l'OMS pour les arboviroses (les maladies virales transmises par les moustiques) et les fièvres virales hémorragiques. Il a acquis une telle renommée dans le domaine des arboviroses que c'est bien naturellement que les Brésiliens ont fait appel à lui lorsque l'épidémie de Zika s'est abattue sur leur pays. Il est aujourd'hui aux avant-postes de la riposte contre le coronavirus en Afrique, depuis que la pandémie a émergé à Wuhan en janvier 2020.

L'Afrique qui gagne

Amadou Sall est un virologue à la fois visionnaire, ambitieux et humble. Il n'est pas homme à faire la leçon à ses collègues. Il n'est pas le type de chercheur à fermer la porte aux scientifiques d'autres champs que le sien. Spécialiste des maladies infectieuses, il a une double formation acquise par un doctorat de santé publique complétant son doctorat de médecine, ce qui lui a ouvert les portes des autres disciplines. Conscient de l'importance de la révolution digitale pour apporter des solutions innovantes dans le domaine des épidémies de maladies émergentes, il a doté son institut sénégalais de compétences en sciences des données et en intelligence artificielle. Il est pragmatique. L'Afrique manque de vaccins contre la fièvre jaune ? Il arrive à convaincre son gouvernement, des organisations philanthropiques comme la Fondation Bill et Melinda Gates, mais aussi la coopération française (l'Agence Française de Développement) de l'aider à financer une usine de production sur son propre campus, qui sera entièrement dédiée au vaccin. Lors des épidémies d'Ebola en Afrique de l'Ouest et en République démocratique du Congo, l'Institut Pasteur de Dakar sera à nouveau en première ligne pour aider les équipes sur le terrain.

> « *Les Instituts Pasteur en Afrique sont l'exemple d'une coopération réussie, c'est-à-dire durable : plusieurs Instituts sont centenaires. Ils ont permis de faire émerger une élite locale scientifique, ce qui a contribué à renforcer les compétences sur le continent, particulièrement en Afrique francophone.* »
>
> Amadou Sall, 20 avril 2020[2]

Amadou Sall, c'est l'Afrique qui gagne. L'Afrique de l'intelligence. C'est un collègue que j'estime et pour qui j'éprouve une sincère amitié. Il me confiait récemment avec sa modestie et sa prudence légendaires : « Lorsque la pandémie s'est mise à déferler dans le monde et que nous avons vu Bergame puis Paris se débattre avec leurs services de réanimation débordés, les cercueils évacués de Lombardie par l'armée pendant la nuit, puis New York submergée à son tour, sans parler des pays d'Amérique latine qui n'en pouvaient plus, ou l'Inde totalement dépassée par les événements, je me suis dit que la catastrophe était imminente dans toute l'Afrique. Comme tu le sais bien, nous n'avons pas le dixième des capacités hospitalières et des moyens que vous avez en Europe ou que les Américains savent déployer. Comment aurions-nous pu surmonter une telle crise que vous aviez déjà du mal à supporter ? J'ai alors été très inquiet. Nous avons rapidement développé une plateforme pour le diagnostic qui sert aujourd'hui non seulement le Sénégal mais toute la région ouest-africaine. Mais force est de constater que, même si nous testons beaucoup moins que les pays riches, nous ne voyons pas la vague annoncée chez nous. Je ne dis pas qu'il n'y a pas de cas. Je ne dis pas qu'on les détecte tous. Mais si l'un des pays de la région était aujourd'hui submergé par la pandémie, le tam-tam africain fonctionnerait, crois-moi, nous serions tous déjà au courant. »

> « *En Afrique, il n'y a pas suffisamment de laboratoires, notamment aux niveaux décentralisés.* »
>
> Amadou Sall, 28 avril 2020[3]

L'Afrique du Sud a la meilleure infrastructure du continent africain et a connu une première vague sévère, simultanément à celle que l'Australie ou l'Amérique du Sud ont connue durant leur hiver, entre juin et septembre. Puis une deuxième vague a démarré en novembre, s'annonçant aussi forte, voire d'intensité supérieure à la première, à la faveur des nombreuses interactions sociales estivales, et peut-être aussi de l'émergence d'un nouveau variant du virus qui, à l'instar du Royaume-Uni, a été mis en cause dans cette soudaine ré-émergence de l'épidémie. Le Maroc et la Tunisie ont aussi beaucoup testé alors qu'en Algérie et en Libye, les données ont été plus rares. Ces pays d'Afrique du Nord ont connu une recrudescence à la fin de l'été et au début de l'automne, qui ressemblait à ce qui se passait dans le sud de l'Europe, en France et en Espagne, à la même période. L'Afrique subsaharienne n'a pas connu la vague de submersion, n'a pas encore vu le tsunami déferler. Amadou Sall n'affirme pas qu'il ne viendra pas. Peut-être sera-ce le dernier continent à être attaqué par le virus et son cortège de malheurs, mais jusqu'à maintenant, le sous-continent africain a été plutôt épargné. Le chercheur sénégalais avance quelques hypothèses pour expliquer pourquoi cette partie de l'Afrique a pu éviter jusque-là le déferlement de la pandémie. Il avance la démographie bien sûr, puisque la médiane d'âge du continent est inférieure à 18 ans, bien plus jeune qu'en Europe (45 ans) ou que dans les pays d'Amérique. L'immunité ensuite. Une immunité croisée avec des coronavirus qui circuleraient sur le continent ? Enfin, le patrimoine génétique qui conférerait aux ethnies noires africaines une moindre susceptibilité à ce nouveau virus ? Enfin, la situation africaine vis-à-vis du coronavirus restait encore un mystère aux yeux des scientifiques à la fin 2020. C'est une affaire à suivre.

La riposte africaine doit être pragmatique

Amadou Sall était inquiet aussi des mesures préconisées et mises en œuvre par les gouvernements africains. Ce que l'on peut faire en Europe et dans les pays bénéficiant de nombreux amortisseurs sociaux ne peut pas être proposé dans des pays où l'on a bien souvent besoin d'exercer plusieurs métiers dans la même journée pour pouvoir nourrir et loger sa famille. Comment, dans ces conditions, imaginer se mettre en quarantaine pour plusieurs jours ? Par ailleurs, pour qui connaît l'habitat africain et sa promiscuité intérieure, on a peine à imaginer les possibilités d'isolement des porteurs du virus ou des personnes-contacts. Si le port du masque pose peu de problèmes, certaines mesures sont fortement impopulaires, comme l'a été l'interdiction des rassemblements cultuels durant le premier confinement (entre mars et juin). Il y a eu des manifestations dégénérant en véritables émeutes en réaction à l'interdiction des cultes au Sénégal. Amadou Sall est un pragmatique : « On ne domptera pas ce virus sans adapter les mesures aux possibilités des citoyens. Je préfère aujourd'hui regarder les Pakistanais ou les Vietnamiens qui semblent avoir réussi à contrer la pandémie plutôt que de chercher à imiter les Français ou les Suédois. »

7

La campagne d'Italie

> *« Les aspects diplomatiques et économiques sont fondamentaux, mais la santé doit primer. »*
>
> Roberto Speranza, ministre de la Santé italien, 21 février 2020[1]

Vendredi 21 février : le tournant décisif

L'arrivée du SARS-CoV-2 en Italie a été d'une désolante banalité, suivant à la lettre le scénario d'émergence du virus de tous les pays jusque-là. Le 31 janvier 2020, un couple de touristes chinois (66 et 67 ans), tous deux en provenance de la région de Wuhan, fut testé positif à Rome. Une semaine plus tard, un Italien de retour d'un voyage à Wuhan a été hospitalisé et identifié positif. Après ces tout premiers cas, le gouvernement italien a suspendu tous ses vols directs vers la Chine, provoquant l'ire de Pékin.

Mais il faudra attendre le vendredi 21 février pour voir annoncer par les autorités quinze cas originaires de la riche Lombardie et deux cas de la Vénétie voisine. Aucun n'avait récemment voyagé en Chine. Le même jour, l'un des deux Vénitiens, un homme de 78 ans originaire de Padoue, mourut. C'était le premier décès signalé en Italie. Le tout premier patient Lombard, un homme de 38 ans venant de la petite ville de Lodi, avait rencontré récemment un ami revenant de Chine, mais cette personne s'est révélée négative et sans symptômes. L'homme de 38 ans avait contaminé son épouse (enceinte), un autre ami et trois autres personnes hospitalisées ce jour-là pour pneumonies sévères. Cinq soignants qui avaient accueilli et pris en charge ces premiers patients, à cette époque sans prendre de précaution particulière, ont été à leur tour contaminés. Les deux patients diagnostiqués en Vénétie voisine n'avaient aucune connexion retrouvée avec les cas lombards. La nouvelle de ce vendredi noir se propagea comme une onde de choc en Europe et dans le monde. Cette épidémie que l'on n'appelait pas encore pandémie avait jusque-là essaimé dans plus de vingt-cinq pays. Mais l'épicentre de l'épidémie demeurait en Chine avec 75 400 cas officiellement rapportés et 2 236 décès, la plupart depuis la région Hubei dont la capitale est Wuhan. Les nouvelles n'étaient pas bonnes en ce vendredi 21 février sur le front de la future pandémie, car outre l'Italie, des foyers autochtones avaient été identifiés en Corée du Sud (52 nouveaux cas ce même jour) et en Iran (18 cas). Le développement de cette émergence épidémique dans le monde enterrerait bientôt l'un des scénarios optimistes auquel nous voulions encore nous raccrocher à cette époque, celui du SRAS. Déjà dû à un coronavirus, le SARS-CoV est très proche, sur le plan génétique, du SARS-CoV-2 (le virus responsable de la Covid-19). Le SRAS avait émergé de Chine continentale en novembre

2002, mais avait été repéré initialement à Hong Kong au début 2003 et avait diffusé ensuite rapidement dans 32 pays dont la France et le Canada, causant 774 décès et 8096 contaminations. Le virus s'est propagé jusqu'en août 2003 avant de disparaître, sans jamais réapparaître chez l'Homme depuis. À l'époque, plusieurs épidémiologistes avaient fait des prévisions très sombres d'une pandémie dévastatrice qui n'est heureusement jamais survenue. Il faut reconnaître que la maladie était très sévère, conduisant à l'hôpital presque toutes les personnes qui avaient contracté le virus. Ils souffraient de pneumonie sévère, une affection qui nécessite souvent des soins intensifs et dont le pronostic est très réservé. La bonne évolution consécutive de l'épidémie a pu être attribuée à la coordination internationale, sous l'égide de l'OMS qui avait su contenir la propagation et limiter les victimes et les dommages économiques et sociaux. Hong Kong, Singapour et Taïwan avaient cependant eu à affronter la vague de plein fouet et de lourdes – bien que transitoires – conséquences économiques, en particulier sur le trafic aérien et le commerce international. Ils avaient d'ailleurs depuis largement tiré les leçons de cet épisode pour rester extrêmement vigilants jusqu'en janvier 2020 vis-à-vis du risque d'émergence épidémique venant de leur grand voisin continental.

Les semaines qui suivirent furent un véritable cauchemar en Lombardie et marqueront probablement à vie les médecins réanimateurs de l'hôpital de Lodi et des autres villes voisines qui ont été aussi durement touchées. Lodi est une coquette ville de moins de cinquante mille habitants dont l'hôpital a connu immédiatement un afflux massif de patients sévèrement malades qui ont été admis aux soins intensifs. Les patients ont dû s'entasser dans les couloirs des urgences. Les services les accueillant ont rapidement été complètement débordés et l'on a pu craindre à un certain moment de voir le système de santé imploser sous la tension. Le matin, les médecins et le personnel soignant comptaient avec angoisse les bouteilles d'oxygène. Certains médecins dormaient sur place, craignant de retourner chez eux et de contaminer leurs proches. Les personnels prenaient très au sérieux l'équipement de protection individuel dont ils n'ont jamais manqué et qui permet de couvrir le nez et la bouche (le masque, et dans la circonstance il s'agit d'un masque normalisé réputé plus filtrant que les masques chirurgicaux et dénommé FFP2, acronyme de l'anglais *Filtering Face Piece,* de degré de filtration 2), une surblouse jetable, une charlotte (qui couvre les cheveux) également jetable, des gants bien sûr et des lunettes (qui ressemblent à des lunettes de ski). Très peu de personnels ainsi protégés ont été contaminés. La plupart des contaminations des personnels soignants se sont faites soit en dehors de l'hôpital, soit parce qu'ils ne prêtaient pas assez attention aux mesures individuelles de protection durant le service. Ces soldats sur le front de l'épidémie ne se doutaient pas de ce qu'ils allaient vivre. L'ensemble des caméras du monde se sont soudain braquées sur la Lombardie, Lodi, Bergame, Brescia, Milan ou Piacenza en Emilia-Romagna, et Pizzaro en Italie centrale. Le confinement strict a été décrété d'abord, tel un cordon sanitaire, autour des foyers principaux, puis à toute la région et finalement le 9 mars à toute l'Italie. Il s'avérera rapidement efficace puisque deux semaines plus tard, une nette inflexion de la courbe fut observée. Rome, Naples et le sud de l'Italie ont été très peu atteints par cette vague épidémique. La situation fut particulièrement angoissante pour les Italiens mais aussi pour les Européens du nord, spectateurs d'un chaos incommensurable s'abattant brutalement sur l'une des régions les plus riches et développées du continent. La qualité et la force de la riposte organisée par le gouvernement italien allaient s'avérer à la hauteur de la situation, bien que critiquée plus tard par un rapport de l'OMS publié puis supprimé de son site. L'armée fut envoyée la nuit pour retirer les corps qui s'accumulaient dans les morgues des hôpitaux. Les images de ces convois nocturnes funèbres firent le tour du monde sur les chaînes de télévision. La situation fut ramenée sous contrôle et le reste de l'Europe dut alors se débattre à son tour avec l'imprévisible virus qui émergeait en clusters de-ci de-là, conduisant la France et l'Espagne à rapidement emboîter le pas d'un confinement strict sur le modèle sino-italien, tandis que Suisses, Allemands, Autrichiens et Hollandais mettaient en œuvre un « semi-confinement » fondé sur une plus grande responsabilité citoyenne. Des modèles hybrides en Belgique ou au Royaume-Uni ont été déployés. La Suède, elle, a adopté un modèle d'auto-confinement reposant quasiment entièrement sur la participation active de la population.

L'imprévisibilité de l'éclosion des foyers de Covid-19 se manifestait dans une importante hétérogénéité de l'épidémie sur le terrain. Des communes de Vénétie limitrophes de celles de Lombardie, comme Vérone, n'ont pratiquement pas vu l'épidémie passer sur leur territoire, tandis que des communes du centre de l'Italie, comme Pizzaro, distante de la Lombardie, ont connu des situations d'une extrême tension au sein même d'une région plutôt calme. Milan, grand centre urbain au commerce florissant, n'a paradoxalement pas connu la même intensité de l'épidémie que des communes beaucoup moins peuplées et denses comme Bergame et Lodi. Des études parues au cours de l'automne suivant, alors que l'Italie connaissait le démarrage d'une deuxième vague, ont révélé une importante surmortalité dans les communes les plus touchées par la première vague épidémique. En effet, l'excès de mortalité de toutes causes dépassait largement la seule mortalité due à la Covid-19, soit parce que certains décès n'avaient pas été attribués à la Covid-19 par absence de tests, soit parce qu'une partie des soins pour d'autres maladies n'avaient pu être prodigués en raison de l'engorgement du système de santé. Il est probable que les deux hypothèses se soient combinées durant ces périodes en Italie comme en d'autres régions d'Europe. Les résultats de ces recherches justifient a posteriori le recours à des mesures de confinement dans le nord de l'Italie car elles avaient justement pour objectif de prévenir la submersion des hôpitaux et d'éviter la surmortalité. Il semble en revanche moins justifié d'avoir confiné le sud de l'Italie alors peu atteint, à part pour des raisons qui tiennent à une forme de solidarité et de cohésion nationales.

Les politiques mais aussi les chercheurs ne comprennent toujours pas pourquoi seulement trois régions contiguës du nord de l'Italie ont pu compter 25 000 des 36 000 décès par Covid-19 du pays lors de cette première vague. Pourquoi la Lombardie a-t-elle pleuré 17 000 morts ? Tous ces décès sont survenus dans les tout premiers mois de l'épidémie. Une situation voisine s'est reproduite à de multiples endroits dans le monde, y compris durant l'hiver austral, entre juin et septembre 2020 à Melbourne (voir p. 109), en Afrique du Sud ou en Amérique latine. Des mathématiciens se sont penchés sur la question et semblent avoir une réponse avec la notion de « sur-dispersion » d'un phénomène de contagion, qui qualifie l'hétérogénéité de la transmission du virus dans une population. L'hétérogénéité de la contagion semble en effet beaucoup plus grande avec le SARS-CoV-2 qu'avec les virus de la grippe. Tous les modèles mathématiques utilisés au début de la pandémie étaient fondés sur une transmission de virus grippaux dont la dispersion plus faible autorisait une approche déterministe plus prévisible. Mais ce coronavirus qui éclôt en clusters inattendus a dérouté les chercheurs. On sait aujourd'hui que certaines personnes infectées peuvent générer de vastes épidémies parce que particulièrement contagieux et présents dans un endroit, généralement bondé, mal ventilé et clos. On appelle ces situations des événements de super-propagation.

Pendant que les Italiens se débattaient tant bien que mal face à cette flambée épidémique dont ils furent les premiers en Europe à en subir l'assaut violent et brutal, les Français tardaient à se réveiller d'une léthargie surprenante – se sentaient-ils tant à l'abri que cela, si loin de Wuhan ? Les Allemands, eux, redoublaient leurs efforts et redimensionnaient leurs infrastructures pour se préparer à affronter le tsunami pandémique qui ne disait toujours pas officiellement son nom. D'ailleurs ce ne serait pas au fond de lits de soins intensifs que les Allemands découvriraient les premiers cas de circulation du SARS-CoV-2 mais grâce à des prélèvements judicieusement analysés par le réseau densément maillé de laboratoires d'analyses, conçu pour les détecter précocement.

8

France-Allemagne, drôle de guerre

« *Nous sommes en guerre.* »

Emmanuel Macron, Président de la République française, 16 mars 2020[1]

À six reprises, le chef de l'État français a utilisé cette expression durant son allocution télévisée du 16 mars 2020, à 20 heures, à la veille d'un confinement d'une grande radicalité. « Jamais la France n'avait dû prendre de telles décisions en temps de paix », a-t-il précisé. Le lendemain, les Français ont en effet été assignés à résidence, sans pouvoir sortir de chez eux sauf pour se soigner, faire leurs courses ou aller travailler pour les salariés des secteurs indispensables à la bonne marche de la société et ceux dans l'impossibilité de télétravailler. Les écoles et les universités ont été fermées, comme bien sûr tous les commerces non essentiels, les bars et les restaurants, les salles de sport, les conservatoires de musique, les cinémas et les salles de spectacles. Le confinement initialement prévu pour une durée de quinze jours allait se prolonger près de deux mois.

> « *Prenez soin de vous et des gens que vous aimez.* »
>
> Angela Merkel, chancelière allemande, 18 mars 2020[2]

La Chancelière allemande est également intervenue à l'heure de grande écoute et à la télévision de son pays, mais sur un air moins martial que son homologue français. Elle a préféré le ton bienveillant et déterminé de celle que l'on surnomme «*Mutti*» outre-Rhin. Elle a rappelé qu'il n'y avait «pas eu depuis la Seconde Guerre mondiale de défi pour l'Allemagne qui dépende autant de la solidarité commune». Le gouvernement allemand n'a cependant pas fait subir à son peuple un confinement aussi strict que celui imposé aux Français. Pas d'assignation à résidence, pas de justificatifs à fournir aux autorités hors de leur domicile. Certes les Allemands n'ont pas pour autant laissé leur économie et leur vie sociale continuer comme avant. Les commerces non essentiels, les bars, restaurants et salles de spectacles ont aussi baissé le rideau. Les écoles ont été mises au silence, les déplacements et les rassemblements restreints, la distance physique et le télétravail promus, autant de mesures prises en privilégiant l'adhésion de la population, plutôt que la contrainte de la loi et de la force publique.

À la mi-temps, Allemagne 1, France 0

L'Europe a ainsi recouru à deux approches différentes de mise en œuvre du confinement, nous devrions dire « deux plus une ». Celle adoptée par la France à la suite de l'Espagne et de l'Italie, celle suivie par l'Allemagne, l'Autriche, la Suisse et l'ensemble des pays nordiques, à l'exception de la Suède qui s'est engagée dans une troisième voie, originale et audacieuse, mais qui allait s'avérer un demi-échec (voir p. 117) Si l'on revient à la France, le bilan de la première vague est lourd en termes de décès, par comparaison avec l'Allemagne. La France déplorait en effet début juin 2020 près de 30 000 morts (pour 67 millions d'habitants) tandis que l'Allemagne en comptait moins de 9 000 (pour 83 millions d'habitants), soit un taux de mortalité plus de quatre fois inférieur. Une autre différence frappante concernait le taux brut de létalité, c'est-à-dire le nombre de décès rapportés aux nombres de cas confirmés. En France il était proche de 20 % tandis qu'en Allemagne il restait inférieur à 5 %. Cela signifie-t-il que les Allemands auraient mieux soigné leurs patients atteints de Covid-19 que leurs voisins Français ? Les systèmes de santé sont très voisins en termes de développement et d'infrastructures, l'accès aux soins est garanti par des systèmes d'assurance maladie très performants dans les deux pays, et à ce moment-là de la pandémie personne ne disposait de traitements efficaces et les traitements préconisés étaient assez standardisés. En tout cas, ce n'est pas la différence de qualité des soins qui semble pouvoir à elle seule expliquer cette différence de létalité.

Dans un taux de létalité, il y a deux données à prendre en compte : les décès et les cas. Tout d'abord, le nombre de décès : a-t-il été plus élevé en France parce que les morts de Covid-19 ont été mieux identifiés ? C'est possible, mais peu probable, là encore les méthodes de confirmation des cas sont les mêmes dans les deux pays. Par ailleurs les Allemands, comme on va le voir, ont pratiqué beaucoup plus de tests et auraient donc dû – mécaniquement – enregistrer davantage de décès confirmés et non pas moins. Impasse, donc. Et du côté des cas ? Début juin 185 000 cas de Covid-19 étaient répertoriés en Allemagne contre 155 000 en France. Y aurait-il eu un facteur âge ? Les personnes âgées étant plus souvent atteintes de formes graves et mortelles que les personnes jeunes, la démographie aurait-elle été favorable à l'Allemagne ? Au contraire le facteur démographique serait plutôt défavorable à l'Allemagne, qui a une population plus âgée que celle de la France (âge médian de 46,8 ans contre 41,2). Il est vrai cependant que moins de personnes âgées (et donc à risque de mortalité) ont été contaminées en Allemagne par rapport à ses voisins lors de cette première vague, pour une raison que l'on ne s'explique pas : 19 % des cas allemands avaient plus de 70 ans contre 36 % en Espagne et 39 % en Italie ; la Corée du Sud affichait une proportion de 11 %, plus voisine de celle de l'Allemagne.

De la vertu des tests

En réalité, la différence qui semble avoir été déterminante entre la France et l'Allemagne est la politique de tests. L'Allemagne a mis en place une politique active, presque agressive, de pratique de tests de rtPCR pour identifier le virus précocement chez les personnes infectées. La France n'a pas su déployer une telle politique et lorsqu'elle a voulu le faire, ce fut très tard dans le cours de la première vague car elle ne disposait pas de l'infrastructure au début pour la conduire : ni réactifs, ni écouvillons, ni laboratoires, ni personnels formés en nombre suffisant. La pénurie à tous les étages en situation de crise. Mais ce n'était pas qu'une question de pénurie, car les Allemands (mais aussi les Suisses ou les Autrichiens) ont eu à faire face aux mêmes difficultés, mais eux les avaient mieux anticipées. Pourquoi pas les Français ? Parce qu'ils ne croyaient pas aux vertus de ces tests. Les tests avaient été un peu considérés comme une lubie de virologues. En dehors de ces spécialistes, peu de gens en février en vantaient les vertus (qui allaient pourtant se révéler capitales pour la suite). Les tests pouvaient tout au plus contribuer à fournir une photographie plus nette de la dynamique épidémique. Nous saurions certes mieux qui avait été infectés, mais ils n'allaient pas nous guérir de l'infection et encore moins nous empêcher d'en mourir, n'est-ce pas ? Les tests étaient vus comme un diagnostic pas un traitement.

Tous les pays ayant construit leur politique sur ce type d'analyse ont perdu un temps précieux et probablement des vies également. Mais alors comment les tests rtPCR se sont-ils avérés protecteurs ? Comment ont-ils contribué à sauver des vies ? L'hypothèse que j'avance ici n'est pas prouvée, mais je pense aujourd'hui que la réalisation précoce de tests par les Allemands, les Autrichiens et les Suisses (alémaniques essentiellement) a été déterminante par rapport aux Français, Italiens ou Espagnols. À la sortie du confinement, les Allemands avaient réalisé quatre millions de tests, et les Français un million seulement. Depuis que l'Italie avait subi les premiers assauts violents de la pandémie toute la presse ne parlait plus que du « nouveau coronavirus ». Chacun se sentait menacé et les pouvoirs publics avaient bien peu de solutions à apporter. La pénurie de masques était telle qu'ils ne pouvaient pas les recommander à la population, alors on proposait aux gens de se laver les mains et de rester chez soi en cas de symptômes. Le confinement allait plus tard apporter une solution plus radicale. Mais en France en mars 2020, lorsque l'on avait des symptômes évocateurs, si l'on ne revenait pas de Chine ou d'Italie, et si l'on n'était pas un personnel soignant, on ne vous testait pas et vous étiez renvoyé chez vous, souvent sans recommandation particulière. Les personnes ayant consulté un médecin qui n'avait pas prescrit de test pensaient ne pas être infectées et pouvoir continuer à vaquer à leurs occupations habituelles. 80 % des infections par ce coronavirus sont pauci- ou asymptomatiques. Les médecins utilisent le terme « pauci-symptomatique » pour caractériser une affection qui présente peu de symptômes et celui d'« asymptomatique » en cas d'absence totale de symptômes. Il est parfois difficile d'affirmer l'absence totale de symptômes quand ils sont aussi peu spécifiques que ceux de la Covid-19. En France donc, pour la plupart de ces personnes renvoyées chez elles, la vie pouvait reprendre comme avant. Elles étaient porteuses du virus et le propageaient sans le savoir. En Allemagne au contraire, aux moindres symptômes évoquant l'infection par le coronavirus, un test était proposé. Lorsqu'il revenait positif, c'était le branle-bas de combat. La personne testée se savait désormais infectée par le virus mortel dont on parlait tant dans la presse quotidienne. Elle allait devenir pestiférée au retour à la maison. Même si au début les Allemands n'avaient pas protocolisé de manière millimétrée les étapes de recherche de contacts et de mise en quarantaine des contacts à risque et d'isolement des personnes infectées (comme l'avaient fait les Japonais, Taïwanais ou Singapouriens, voir p. 83, 91 et 97), il est devenu presque naturel aux personnes se sachant porteuses du virus de chercher à s'isoler chez elles, de limiter leurs contacts, de ne pas exposer davantage leurs proches et leurs amis. Les porteurs de virus se sont auto-confinés d'autant plus facilement qu'ils en étaient conscients. Par ailleurs, les médecins, aidés d'étudiants en médecine formés à cette tâche, leur ont recommandé de retrouver les personnes avec qui ils avaient été en contact rapproché, sans masque de protection le plus souvent à l'époque, et pendant plus d'un quart d'heure. Sans application informatique ni recours aux caméras de surveillance comme à Singapour ou en Corée, ces personnes se sachant contaminantes ont fait des efforts pour retrouver les personnes avec qui elles avaient échangé d'un peu près, passé un repas ou travaillé dans un même bureau. Elles leur ont spontanément conseillé de se faire tester ou de se mettre en quatorzaine le temps que l'éventuelle infection passe. Bref, un cercle vertueux semble s'être installé en Allemagne en mars 2020, reposant principalement sur la responsabilisation individuelle, qui a particulièrement bien fonctionné dans ce climat tendu où l'anxiété primait et la proposition de solutions fut bienvenue. Une attention particulière a été dévolue aux personnes à risque et âgées, et les contacts avec des personnes porteuses du virus ont pu davantage être évités. Leurs proches ou les personnels s'occupant d'elles, parce qu'elles savaient qu'elles étaient porteuses du virus, pouvaient limiter plus facilement ces contacts à haut risque. En Allemagne, lors de cette première vague, 37 % des décès sont survenus dans des maisons de retraite (ou autres établissements sociaux ou médico-sociaux), alors que cette proportion était de 66 % en France.

Confinement strict versus semi-confinement

Il n'y a jamais eu en Allemagne de confinement aussi strict qu'en France : les personnes gardaient la liberté de sortir de chez elles sans avoir à produire de certificat et sans risquer d'être à l'amende.

L'Allemagne n'est pas un État centralisé, les préconisations du gouvernement fédéral et du Robert Koch Institute devaient être endossées préalablement par les responsables des 16 Länders et des 200 comtés avant leur mise en œuvre. Ce fédéralisme n'a peut-être pas été un atout parce que les décisions étaient de facto plus lentes à prendre et nécessitaient à chaque fois l'adhésion des chefs des 16 Länders, mais en tout cas il n'a pas été un handicap pour gérer la crise. On a aussi évoqué la plus grande participation du secteur privé, en particulier les laboratoires d'analyse, pour la mise en place du système de prélèvements et de tests. Tous ces éléments sont importants à analyser pour mieux comprendre le fossé qui a séparé deux pays qui partagent pourtant beaucoup de similarités dans l'organisation de leur système de soins.

Mais les Allemands ont été les premiers dans le monde à mettre au point, dès janvier 2020, le test rtPCR du SARS-CoV-2. Une fois validé par l'Organisation mondiale de la Santé, ils ont mis en branle rapidement une machine de guerre qui allait épargner tant de vies au pays. Les réactifs du test ont été produits localement en grande quantité et très précocement. Dès le 28 février, le gouvernement a obligé les assureurs à rembourser les tests rtPCR du Covid-19. Cela a été une incitation financière importante pour que les laboratoires privés déploient des capacités de tests à la hauteur des enjeux. Pendant ce temps, les experts français débattaient pour savoir s'ils avaient affaire à une grippette ou non, et ne déployaient pas durant cette drôle de guerre, le mois de février 2020, l'arsenal dont ils auraient bientôt grand besoin.

9

Didier Raoult et sa potion magique

« *Toutes les épidémies potentielles prétendument effrayantes groupées depuis vingt ans ont difficilement dépassé 10 000 morts, dans un monde où l'on observe 56 millions de décès par an.* »

Didier Raoult, professeur de microbiologie, Institut hospitalo-universitaire, Marseille[1]

Didier Raoult et moi partageons un point commun, nous avons été tous les deux plongés dans une marmite de chloroquine dès notre plus jeune âge. Le jeune Raoult, dont le père était médecin militaire, a en effet passé les neuf premières années de sa vie, entre 1952 et 1961, en Afrique subsaharienne. Et à cette époque, on prenait de la Nivaquine (nom commercial de la chloroquine) quotidiennement en traitement préventif du paludisme. Je suis pour ma part tombé dans une autre marmite, celle de la santé globale, mon père étant médecin à l'Organisation mondiale de la Santé. Il était en poste au Zaïre en 1960 (au moment de la guerre d'indépendance de ce qui était le Congo Kinshasa, ex-colonie belge), puis au Niger en 1963 et enfin au Togo en 1966 avant de rentrer à Genève en 1969 où siège l'organisation internationale. Nos vies, à Raoult et moi, ont probablement été fortement influencées par nos pérégrinations familiales puisque l'un et l'autre avons embrassé la vocation de médecin, et avons tous les deux exercé comme enseignant chercheur dans le domaine des maladies infectieuses tropicales. Mais là s'arrête la comparaison de nos trajectoires, car nous différons sinon en tous points. Raoult est un grand chercheur, tant par sa stature que par la longueur de ses cheveux, mais aussi par son aura dans le monde académique international. Il s'est forgé une réputation dans le domaine des maladies infectieuses, celui des klebsielles, qui n'est pas celui des virus (les klebsielles sont des entérobactéries, fréquentes dans le tube digestif et dont certaines espèces ont un fort pouvoir pathogène chez l'humain).

Non, la Raoultella n'est pas une nouvelle marque de pâte à tartiner !

L'homme de science acceptera que ses collaborateurs nomment « Raoultella » une bactérie de la famille des Klebsielles qu'il avait découverte. Je l'ai croisé (l'homme, pas le germe !) à plusieurs reprises dans ma vie professionnelle, en particulier au Conseil Scientifique de l'agence de veille sanitaire qui allait devenir Santé Publique France. Lors d'une réunion de notre conseil, je me souviens qu'alors que Didier Raoult était assis à la table voisine de la mienne, à l'extrémité du U que dessinait l'alignement des tables où siégeaient une quinzaine d'experts, il s'est retrouvé seul au milieu de la pièce à la fin de la réunion, car à chacune de ses interventions, martelées de ses invectives dont le monde est désormais coutumier, il faisait avancer sa table et quittait le U pour se retrouver au centre de notre assemblée ! Il m'avait aussi invité un soir avec quelques collègues à partager une sympathique bouillabaisse à Marseille dans l'un des restaurants de l'Anse des Catalans et m'a proposé alors de siéger au Conseil Scientifique de son futur Institut hospitalo-universitaire, ce que j'ai volontiers accepté. Nous dînions avec Jean-François Delfraissy, lequel allait devenir le président du conseil scientifique sur la Covid-19 auprès des autorités françaises. J'étais alors frappé par l'autocratisme de l'homme. Il avait le don de déclencher des réactions hostiles, parfois même horripilées de chacun d'entre nous. Nombre de ses collaborateurs qui en prenaient tout autant pour leur grade se taisaient régulièrement devant ses injonctions péremptoires et cassantes. Je ne crois pas avoir siégé plus de deux fois à son Conseil scientifique tant les séances nous mettaient mal à l'aise. Il me semblait qu'il traitait beaucoup de ses interlocuteurs avec un profond mépris. Vous étiez épidémiologiste ? Pire, vous faisiez des modèles mathématiques ? Vous étiez un imposteur. Cela dit, il exerçait aussi une forme de fascination sur chacun d'entre nous, scientifiques de disciplines variées, car certaines de ses sorties étaient très justes, d'autres se sont même avérées être des fulgurances intéressantes. Mais lorsque la forme devenait trop insupportable, ses meilleures idées pouvaient se retrouver rejetées par le plus grand nombre d'entre nous. Il m'arrive de penser aujourd'hui, face à la crise de la Covid-19, que l'un des problèmes de la France a justement été Didier Raoult. Non pas tant sur la question de l'hydroxychloroquine, mais plutôt sur la question de la stratégie qui consiste à tester, tracer et isoler les porteurs de virus des bien portants.

Les inconvénients d'un charisme clivant

Le virologue allemand Christian Drosten a promu cette approche mise en œuvre avec succès par les petites démocraties asiatiques dès le début de la pandémie. Le Berlinois est un homme charismatique. Pas au sens de Didier Raoult, avec une modestie et une humilité scientifiques qui ont immédiatement séduit les décideurs politiques de son pays, dont Angela Merkel, mais aussi ses propres collègues. Malgré son fédéralisme, l'Allemagne a su se réunir autour d'une approche scientifique consensuelle qui allait s'avérer très efficace, au moins dans la lutte contre la première vague. Raoult partageait beaucoup d'idées avec Drosten, mais la misanthropie et l'anti-parisianisme du premier – un peu primaire, voire populiste – allaient ruiner toute possibilité de voir se coaliser derrière lui le monde des virologues de l'hexagone. Quant aux épidémiologistes et aux modélisateurs, comme moi, nous n'avons pas eu l'intuition si précoce que les tests allaient pouvoir contribuer à véritablement diminuer la propagation de ce nouveau coronavirus. Didier Raoult a eu cette intuition parmi les tout premiers en France. Mais il n'a pas su la rendre *contagieuse* dans son propre pays. En laissant se polariser le débat sur la chloroquine et l'hydroxychloroquine, il a plutôt suscité la méfiance de ses pairs. Quelques régions françaises seulement, en plus de la sienne (Provence-Alpes-Côte-d'Azur) et des régions proches d'Occitanie et de Nouvelle Aquitaine, ont tenté une approche fondée précocement sur les tests, le traçage des contacts et l'isolement des porteurs du virus. C'est dommage, cette approche, si elle avait été appliquée à l'échelle nationale, aurait sauvé beaucoup de vies, beaucoup plus sans doute que ne le prétendait la chloroquine.

La chloroquine et l'hydroxychloroquine : fin de partie

Il se trouve que j'ai une expérience personnelle de chercheur avec la chloroquine et les similitudes avec la situation actuelle que je vais relater ici ont été pour moi riches en enseignement.

En mai 2005 émergeait le Chikungunya sur l'île de La Réunion. C'était une maladie inconnue des populations de l'océan Indien. Même son nom semblait difficile à écrire et à prononcer. Il signifie « marcher le dos courbé » en Swahili, une langue d'Afrique de l'Est où le virus éponyme causant la maladie avait été identifié pour la première fois en 1953, en Tanzanie. En effet, cette maladie d'origine virale, transmise par un moustique, entraîne des douleurs articulaires pouvant durer plusieurs jours et associées à une forte fièvre. La présence sur l'île de La Réunion du moustique vecteur, *Aedes albopictus*, et la susceptibilité de la totalité de la population (de 800 000 habitants) allait entraîner une épidémie majeure qui allait toucher 40 % de la population. J'avais été nommé en février 2006 par le Premier Ministre, Dominique de Villepin, responsable de la coordination des recherches sur le Chikungunya.

> « *Trouver une solution simple avec un médicament ancien pour un problème nouveau est quelque chose qui est difficilement envisageable dans nos sociétés.* »
>
> Didier Raoult[2]

J'avais alors formé une cellule interdisciplinaire constituée d'épidémiologistes, virologues, immunologistes, entomologistes, sociologues, médecins cliniciens et vétérinaires de l'île et de métropole. Nous étions à la recherche de solutions pour enrayer le phénomène qui s'était répandu sur toutes les îles touristiques alentour de l'océan Indien, l'île Maurice, les Seychelles, Mayotte et les Comores, Madagascar. Xavier de Lamballerie, médecin virologue et professeur à l'hôpital de la Timone à Marseille, avait proposé de tester une centaine de molécules existant sur le marché, pour tenter de court-circuiter les longues phases de développement de tout nouveau médicament. En effet, on estime qu'il faut environ dix ans et un milliard d'euros pour découvrir et développer un nouveau médicament. En revanche, si l'un des médicaments disponibles en pharmacie, mais développé initialement pour d'autres indications, s'avérait efficace contre le virus du chikungunya, nous n'aurions pas à effectuer toutes les phases de développement, puisqu'en termes de tolérance et de sécurité chez l'Homme nous pourrions au moins bénéficier de l'expérience du médicament commercialisé. Il ne restait qu'à trouver dans la pharmacopée si l'une des molécules existantes avait des propriétés antivirales en laboratoire et à démonter ensuite qu'elle était efficace chez l'Homme. Nous avons exposé notre projet au ministre de la santé, Xavier Bertrand, qui a immédiatement convoqué tous les industriels du médicament établis en France. Nous leur avons alors exprimé notre demande et avons reçu un accueil très favorable de leur part, repartant avec environ cent cinquante molécules candidates dans notre besace. Nous devions d'abord les tester en laboratoire de haute sécurité, sur des cellules de rein de singe, infectées par le virus du chikungunya, pour en évaluer les éventuelles propriétés antivirales. C'est dans le laboratoire de virologie de Marseille que nous avons testé ces médicaments fournis par les fabricants. Il s'est avéré que la chloroquine a présenté de fortes propriétés antivirales contre le virus du chikungunya, en laboratoire.

Comme nous l'avons déjà rappelé, on ne cultive pas des virus en laboratoire sur des boîtes de Pétri, comme on le fait avec les bactéries. La culture virale est plus complexe, elle se fait sur des cellules que l'on tente d'infecter par le virus. Pour se multiplier, le virus a en effet besoin de pénétrer dans une cellule et d'utiliser sa machinerie cellulaire avant de ressortir et d'aller en infecter de nouvelles. Nous avons donc cultivé des cellules de rein de singe, que nous avons infectées par le virus du chikungunya provenant de malades de l'île de La Réunion. Puis nous avons répandu sur ces cellules infectées, un à un, chacun des médicaments qui nous avaient été confiés par les laboratoires pharmaceutiques, à différentes doses. À partir d'un certain dosage de chloroquine, il est apparu que tous les virus de chikungunya étaient morts dans les cellules restées vivantes. Nous étions très excités par cette découverte, que nous n'avions pas retrouvée jusque-là avec les autres molécules testées. Le professeur de Lamballerie a communiqué ces résultats lors d'un congrès de spécialistes assez confidentiel. Mais l'information s'est rapidement répandue dans la presse, sur l'île de La Réunion et dans tout l'océan Indien. Les pharmacies ont été rapidement dévalisées, car la chloroquine est un vieux médicament contre le paludisme, produit par le laboratoire Sanofi, et largement répandu et disponible sous les tropiques, même si aujourd'hui les résistances acquises par le parasite vis-à-vis de la chloroquine n'en font plus un traitement de choix.

Nous avons alors été convoqués par le ministre de la santé, dans son bureau parisien de la rue de Ségur. Il était rayonnant car il pensait pouvoir déjà annoncer une avancée majeure de nos recherches grâce au dispositif de lutte qu'il avait mis en place. Nous étions encore au cœur d'une épidémie qui faisait rage, au milieu de l'été austral, et la lutte contre les moustiques s'avérait difficile et incertaine en milieu tropical. Après ses chaleureuses félicitations, il nous a déclaré qu'il avait l'intention d'étendre dès le jour même l'autorisation de mise sur le marché de la chloroquine, en faisant porter par décret l'indication pour la « prévention et le traitement du chikungunya ». Il avait cette prérogative ministérielle et entendait l'utiliser devant l'urgence de la situation épidémique. Mais nous allions, avec la plus grande fermeté (et avec succès), lui déconseiller de prendre une pareille décision.

Nous pourrions presque dire que nous étions dans une situation diamétralement opposée à celle de Didier Raoult dans la controverse de la chloroquine et de l'hydroxychloroquine pour le traitement de la Covid-19. Les autorités politiques étaient demandeuses à l'époque de valider rapidement l'hypothèse d'efficacité de la chloroquine en laboratoire avant même que la chloroquine ait fait l'objet d'un essai clinique chez l'Homme. Et c'étaient nous, les chercheurs, qui, après avoir découvert l'activité antivirale de la chloroquine en laboratoire, demandions de réaliser préalablement un essai clinique dans toutes les règles de l'art, malgré l'urgence sanitaire. Nous affirmions à notre ministre qu'une efficacité démontrée en laboratoire ne signifiait pas encore une efficacité clinique et qu'il fallait impérativement conduire un essai randomisé en double aveugle contre placebo avant qu'il ne soit trop tard, car après ce ne serait seulement plus possible. Ce type d'approche compare, par tirage au sort, les patients recevant la chloroquine et ceux recevant un placebo. Ni le patient (bien sûr, ayant donné son accord préalable à cette recherche, en toute connaissance de cause) ni le médecin prescripteur ne savent pendant toute la durée de l'expérimentation, lequel, du médicament ou du placebo (qui ne contient aucun principe actif), a été administré. Cette méthodologie est devenue l'étalon-or du développement des médicaments. En effet, aujourd'hui, pas un médicament n'est mis sur le marché sans avoir démontré son efficacité et sa sécurité par ce type d'essai, généralement par trois essais indépendants. En l'absence d'un essai conduit ainsi, nous savons que notre jugement pourrait être faussé, tant celui des chercheurs que celui des patients et de leurs médecins. Nous croyons tous, et bien souvent à l'excès, à nos hypothèses, lorsqu'elles sont prometteuses. Les essais cliniques ont été mis au point pour protéger d'abord le patient, le protéger contre lui-même et son désir légitime de guérir « à tout prix » et contre les biais que je qualifierais « d'enthousiasme » de la part des chercheurs car ils sont le plus souvent de bonne foi, toujours prompts à penser que leur découverte sera décisive.

Nous avons donc conduit un essai clinique à La Réunion pour tester la chloroquine contre le chikungunya. Il n'a pas été très facile de recruter des patients volontaires acceptant la possibilité de se voir administrer un placebo tant l'information avait circulé sur l'île durant les semaines précédant le début de l'essai. Cela a été réalisé grâce aux médecins généralistes qui ont su convaincre leurs patients, et nous avons pu finaliser une première analyse intermédiaire qui a conclu… à l'absence totale d'efficacité de la chloroquine aux doses préconisées. Notre déception a été immense. Nous y croyions dur comme fer, quasi-certains – biais d'enthousiasme – que nous avions trouvé la solution à cette crise sanitaire sans précédent dans l'océan Indien. Parallèlement, nous avions conduit également une étude parallèle sur un modèle animal très proche de l'Homme en ce qui concerne l'infection par le virus du chikungunya. Il s'agissait du macaque de l'île Maurice. Nous avions pu en obtenir trois sujets que nous avions rapatriés en région parisienne où nous disposions de l'accès à une équipe de chercheurs vétérinaires et de leur laboratoire animalier de haute sécurité. Les résultats furent là aussi sans appel : après avoir infecté expérimentalement les singes par le virus du chikungunya, la chloroquine ne montrait aucune efficacité par rapport au placebo. La cinétique de la charge virale (son évolution) chez l'animal n'était en rien modifiée par l'administration du médicament anti-parasitaire. Les trois singes ont guéri naturellement après quinze jours, sans séquelles, avec ou sans chloroquine, comme dans la plupart des cas chez l'Homme également. Le rideau retombait sur une aventure qui aurait pu être un succès retentissant tant la stratégie semblait prometteuse et l'innovation frugale : nous aurions disposé très rapidement dans le cours de l'épidémie du repositionnement d'un médicament efficace et sûr, peu onéreux et rapidement disponible. Mais nous allions tous retenir une bonne leçon pour l'avenir : l'efficacité d'un médicament en laboratoire ne garantit nullement son efficacité dans la vie réelle, en clinique, chez l'Homme. Les chercheurs de l'Institut Pasteur de Lille ont fait preuve de la même prudence au cours de l'automne 2020, ne dévoilant pas le nom d'une molécule repositionnée et apparemment efficace en laboratoire contre le coronavirus, préférant mener les essais cliniques d'abord et dans le plus grand secret.

Pour quelles raisons la chloroquine exhibait-elle un pouvoir antiviral substantiel ex-vivo, en laboratoire, sur des cellules infectées par le virus du chikungunya et pas chez le patient vivant à La Réunion et atteint d'une infection par le même virus ? La réponse nous est apparue assez clairement. C'était une question de dosage du médicament dans les cellules. Lorsque nous décidions de répandre la chloroquine sur les cellules infectées en laboratoire, nous ne savions pas exactement quel serait le dosage correspondant à celui que recevraient des cellules humaines in-vivo. Nous avons certes essayé plusieurs dosages, mais aucun n'a dû correspondre à celui irriguant nos cellules après prise orale de chloroquine dans la vie réelle. Or le problème que nous rencontrions avec la chloroquine est que c'est un médicament certes très bien toléré, mais à la seule dose prescrite. Il dispose d'une très faible marge thérapeutique. En d'autres termes, cela signifie que nous n'avions pas la latitude d'en augmenter la dose. À trois fois la dose prescrite, ce médicament tue le malade à coup sûr. Le paracétamol aussi se comporte un peu comme cela : il est très bien toléré à dose prescrite, mais à douze fois la dose, il devient un poison mortel. On connaît bien la faible marge thérapeutique de la chloroquine dans les pays tropicaux, à tel point que le surdosage de chloroquine est un mode opératoire de suicide dans nombre de pays où il est encore commercialisé (tout comme le paracétamol, notamment au Royaume-Uni). Donc, dans notre histoire, nous n'avions pas la possibilité de mettre dix ou cent fois la dose qui aurait probablement été nécessaire pour garantir l'effet antiviral observé en laboratoire. L'espoir d'utiliser la chloroquine comme traitement prometteur du chikungunya s'envolait. Nous étions tristes de l'issue de cette aventure, en premier lieu pour les patients qui auraient pu bénéficier rapidement d'un traitement pour les soulager de leur maladie. Mais nous étions confortés aussi dans notre demande de conduire d'abord l'évaluation de l'efficacité dans les bonnes règles, en dépit de l'urgence sanitaire, heureux malgré tout de n'avoir pas confondu vitesse et précipitation.

« *Dans ma propre expérience, j'ai déjà mis au point dix traitements différents, dont la plupart se retrouvent dans tous les livres de médecine rapportant les maladies sur lesquelles j'ai travaillé, sans jamais avoir fait d'essais randomisés.* »

Didier Raoult, 2 avril 2020[3]

Populisme scientifique

Tout cela aurait pu aussi s'appliquer au cas de la Covid-19. Mais Didier Raoult en a décidé autrement. Il s'est obstiné sur ce sujet, en se drapant dans sa dignité professorale. Se prenant pour Galilée qui, en son temps, avait eu raison contre tout le monde, il était intimement persuadé qu'il était dans le vrai et que tous ses collègues avaient tort. Il l'asséna en n'hésitant pas à recourir à des contre-vérités ou à des provocations, par exemple en arguant de l'inutilité des essais randomisés ou du rôle néfaste des méthodologistes dans les sciences biomédicales.

L'une des avancées épistémologiques majeures du XXe siècle a été justement le legs des essais cliniques randomisés par les méthodologistes. Ces protocoles de recherche expérimentaux ont permis de se débarrasser de ces conflits d'intérêts dont on pouvait jusque-là toujours soupçonner tant les chercheurs eux-mêmes que les laboratoires pharmaceutiques.

> *« Je pense qu'il est temps que les médecins reprennent leur place avec les philosophes et avec les gens qui ont une inspiration humaniste et religieuse dans la réflexion morale, même si on veut l'appeler éthique, et qu'il faut nous débarrasser des mathématiciens, des météorologistes dans ce domaine. »*
>
> Didier Raoult, 25 mars 2020[4]

Les chercheurs sont, comme nous l'avions nous-mêmes montré dans l'exemple du chikungunya, convaincus par avance de l'efficacité de leurs nouveaux traitements, et si on peut les comprendre, on doit néanmoins tempérer leur enthousiasme. Les laboratoires pharmaceutiques peuvent, à grand renfort de promotion, convaincre de l'intérêt de leurs nouveaux traitements à la fois les médecins prescripteurs et les patients. Par ailleurs, l'innovation exerce toujours une fascination qui la rend plus attractive que les anciens traitements, dont on a fini par connaître les limites et les effets indésirables, l'herbe étant toujours plus verte ailleurs. L'essai clinique randomisé intervient alors comme un juge de paix, impartial et bienvenu. Lorsque les traitements sont attribués par tirage au sort à des patients volontaires et préalablement informés, et qu'en plus ils savent qu'ils resteront « aveugles », comme les yeux bandés, ainsi que leur médecin, devant le traitement innovant ou le placebo qu'il leur aura été assigné, alors tombent les effets de la fascination devant l'innovation, des conflits d'intérêts du fabricant ou de l'enthousiasme peut-être prématuré du découvreur ou du médecin. C'est justement dans ces situations conflictuelles, débattues, tendues, que l'essai clinique randomisé prend toutes ses lettres de noblesse. Devant lui, le laboratoire, le chercheur, le prescripteur et in fine le patient s'inclinent. Si l'essai est concluant, si le nouveau traitement s'avère, grâce aux résultats de l'essai clinique randomisé, plus efficace ou mieux toléré que le placebo ou le précédent traitement, alors il viendra probablement supplanter et se substituer à l'ancien régime.

Il n'y a plus un seul médicament qui arrive aujourd'hui sur le marché sans être passé sous les fourches caudines et bien huilées des essais cliniques randomisés généralement conduits en double aveugle contre placebo, peut-être mis à part certains traitements de maladies tellement rares qu'il n'y a pas suffisamment de malades dans le monde pour réaliser des essais cliniques. Dans certaines affections graves on ne propose évidemment pas de placebo mais plutôt un traitement de référence lorsqu'il existe, mais à part ces quelques réserves dictées par l'éthique élémentaire, la rigueur méthodologique est vue comme le meilleur garant de la protection des patients. Or, en rien l'urgence suscitée par la crise sanitaire de la pandémie de Covid-19 n'aurait dû s'interposer dans ce processus. Au contraire, les atermoiements auxquels on a assisté à propos de la chloroquine et de l'hydroxychloroquine ont fait perdre du temps à tout le monde et en premier lieu aux patients. Lorsque les premières études ont porté sur des séries ouvertes, non randomisées, de plusieurs dizaines de patients, on ne peut que regretter que les comités d'éthique, nécessairement consultés préalablement à toute recherche biomédicale, aient donné leur accord pour qu'elles soient conduites sans randomisation et sans procédure aveugle, comme la rigueur méthodologique aurait dû l'imposer.

Obstination

La meilleure des nouvelles aurait été que Didier Raoult eut raison contre la plupart de ses collègues dans l'histoire de la chloroquine qu'il a voulu proposer comme une potion magique à ses patients. On aurait pu espérer que ses premières observations portant sur près de 4000 patients et suscitant l'espoir de beaucoup d'autres auraient été rapidement confirmées par les essais randomisés entrepris rapidement après le démarrage de la pandémie. Malheureusement, force est de constater que partout dans le monde les essais conduits n'ont pas révélé d'efficacité et parfois au contraire ont démontré une toxicité accrue du traitement de Didier Raoult contre la Covid-19. Le 18 août 2020 est parue une revue systématique de la littérature scientifique sur le sujet et l'investissement de recherche sur la question n'a pas été mince. Quatre essais thérapeutiques randomisés, dix études de cohortes (suivi prospectif de malades) et neuf séries d'observations de malades traités ont eu pour objet d'évaluer chez l'homme l'efficacité et la tolérance de la chloroquine ou de l'hydroxychloroquine dont les propriétés antivirales avaient été mises en évidence en laboratoire. Les conclusions des auteurs ont douché les premiers espoirs : « Les preuves des bénéfices et de la bonne tolérance de l'hydroxychloroquine ou la chloroquine utilisée chez l'Homme pour traiter la Covid-19 sont très faibles et discordantes. » Un autre article paru dans le *New England Journal of Medicine* quelques jours avant s'intéressait au traitement préventif de l'hydroxychloroquine, et l'essai randomisé rapporté chez plus de 800 patients n'a montré aucune efficacité par rapport à un placebo. Cela n'exigeait pas de la part de Didier Raoult d'abandonner la partie, mais l'homme est resté têtu et obstiné, peut-être aussi un peu orgueilleux, car à la fin de l'automne, il refusait toujours d'admettre l'échec cinglant de son hypothèse. Deux des innombrables thuriféraires des théories de Didier Raoult, Jair Bolsonaro et Donald Trump, semblaient en revanche, vers la fin de l'été 2020, se détourner quelque peu des recettes de la potion magique marseillaise. Atteint par le virus, le président Trump n'a pas reçu de gourde de Marseille mais uniquement des médicaments en cours d'évaluation par des essais cliniques randomisés en double aveugle et je doute que le cours de l'histoire ne retienne beaucoup de bénéfices à ce traitement par l'hydroxychloroquine qui aurait pu être une innovation géniale et frugale (car sans brevet et très rapide à fabriquer pour un prix de revient modique) et qui, au mieux, n'aura pas plus d'effets qu'un vulgaire placebo, voire aura des effets indésirables qui auront mis pendant trop longtemps la santé des patients en danger, en particulier de ceux qui ne l'auront pas pris aux doses recommandées.

10

Singapour, boomerang social

« *Le virus aura été très utile pour mettre en lumière les faiblesses de nos sociétés. Parmi celles-ci, il y a certainement les communautés de travailleurs immigrés.* »

Li Yang Hsu, médecin spécialiste des maladies infectieuses, St Luke's hospital, Singapour, 10 avril 2020[1]

Singapour montre une réussite économique presque insolente, avec l'un des PIB par habitant les plus élevés du monde, mais aussi, preuves de la performance de son système de santé, l'une des meilleures espérances de vie à la naissance (84,8 ans) et une espérance de vie en bonne santé (74,2 ans) de près de douze ans supérieure à celle des Français. Cet île-État prospère, de 5,7 millions d'habitants, a été l'un des premiers pays à identifier le SARS-Cov-2 hors de Chine continentale. Le tout premier cas recensé est en effet arrivé le 23 janvier de Wuhan, par avion, le jour même où les autorités chinoises annonçaient la fermeture de toute la capitale du Hubei, inventant du même coup le confinement strict comme réponse à la pandémie de Covid-19. La stratégie des autorités de Singapour a été presque diamétralement opposée à celle mise en œuvre par les autorités chinoises. Singapour n'est pourtant pas un pays très attaché aux valeurs démocratiques. Depuis son indépendance en 1965, c'est toujours le même parti politique, le *People's Action Party*, qui détient sans partage les rênes du pouvoir de cette république parlementaire. Mais si les libertés individuelles et la vie démocratique ne sont pas aussi étendues que dans des pays comme la Corée du Sud ou le Japon, c'est une société où la corruption est faible et le gouvernement souvent considéré comme efficace, pour avoir su en particulier instaurer un niveau de couverture sociale élevé pour ses ressortissants et un partage assez large de sa richesse nationale. Le vieillissement de sa population et les besoins de main-d'œuvre non qualifiée qui s'en sont suivis ont conduit les autorités à ouvrir leurs frontières aux pays voisins, beaucoup plus pauvres. Les travailleurs immigrés ont alors afflué en nombre, maintenus dans des niveaux de précarité et de promiscuité vis-à-vis du logement qui, outre les questions éthiques qu'ils posent, se sont révélés propices au développement et à la propagation d'abord silencieuse du SARS-CoV-2.

Aux avant-postes des épidémies

De par sa situation sur l'Équateur, Singapour a toujours été aux avant-postes des épidémies de maladies infectieuses. Sujette de façon récurrente aux épidémies de paludisme puis de dengue, et plus récemment de chikungunya et de

Zika, l'île-État avait été fortement impactée par l'épidémie de SRAS (due au SARS-CoV) en 2003 avec 238 personnes infectées, presque toutes hospitalisées dans un état sévère, et 33 décès. De cette expérience douloureuse, les autorités ont appris. Elles ont mis en place et maintenu un plan minutieux de préparation au risque pandémique, comme les autres États également touchés et situés aux portes de la Chine continentale. Singapour se préparait à l'éventualité d'une émergence épidémique qui surviendrait depuis leur imposant voisin. Les objectifs de ce plan, rédigé bien avant 2019, étaient de « maintenir la nation durant la première vague de l'émergence épidémique en minimisant la mortalité et la morbidité par des mesures proportionnées en termes d'impact de santé publique, tout en se préparant à vacciner l'ensemble de la population dès qu'un vaccin deviendrait disponible ». Ce plan prévoyait la mise en place d'un centre national de commande et de contrôle sous l'autorité d'un système de management de crise gouvernemental. Il a pu se dérouler de manière millimétrée à l'annonce de l'émergence du SARS-CoV-2, dès janvier 2020, et permettre ainsi une riposte graduée rapide car bien préparée. Le plan comportait plusieurs volets : la surveillance épidémiologique, la gestion des cas suspects, le contrôle sanitaire aux frontières, la recherche des contacts et leur mise en quarantaine ou à l'isolement, des mesures de distanciation sociale et enfin une communication avec les médias et les réseaux sociaux. Des plans analogues existaient aussi à Taïwan, au Japon ou en Corée, mais pas en Europe ni aux États-Unis. Ils n'étaient pas restés dans les cartons depuis leur conception en 2003 : ils avaient fait l'objet entre-temps d'exercices de simulations au niveau national, sortes de tests de stress des systèmes de santé, comme il en avait été organisé auprès des banques au décours de la crise financière de 2008. L'état de préparation de Singapour à l'émergence d'épidémies de maladies infectieuses a ainsi pu être évalué avant le démarrage de la pandémie. Le pays a pu mettre à niveau les infrastructures identifiées comme maillons faibles. Des stocks de matériels de protection individuelle avaient été constitués, vérifiés et maintenus, tout comme des stocks de médicaments essentiels et de vaccins, tandis qu'au même moment, les autorités françaises réformaient un milliard de masques faciaux périmés sans les remplacer. En août 2019, avant l'émergence du SARS-CoV-2, Singapour venait d'ouvrir, bien opportunément, un Centre national de lutte contre les maladies infectieuses, équipé de 330 lits, hébergeant des services d'expertise en santé publique, des laboratoires de recherche et dispensant des formations pour les personnels de santé.

Singapour, un modèle de réponse

La gestion par Singapour dès les premiers mois de cette pandémie a été exemplaire, à l'image de celle de quelques autres États et territoires autonomes voisins de la Chine déjà cités. Exemplaire par son efficacité et par l'absence de mesures de confinement, respectueuse de la vie sociale et économique. On a beaucoup parlé de l'approche suédoise (voir p. 117), mais in fine, ces approches asiatiques « à la singapourienne » (voir p. 83), ou « à la japonaise » (voir p. 91) ont relevé du même type de pragmatisme, cette forme d'auto-confinement responsabilisant fortement les citoyens. L'OMS, curieusement, a mis beaucoup de temps avant de reconnaître la qualité de la riposte de Singapour, de Taïwan, du Japon ou de Hong Kong, obnubilée qu'elle était par le confinement strict et certainement mue aussi par la volonté de ne pas heurter les susceptibilités chinoises. Singapour, schématiquement, a proposé une réponse construite sur quatre piliers : le déploiement d'un réseau de cliniques dispensant des soins de premiers recours ; l'hospitalisation de tous les cas identifiés comme porteurs du virus, pour les mettre à l'isolement ; la recherche rigoureuse et technologique des contacts ; une communication officielle coordonnée visant à délivrer des messages clairs et cohérents.

Singapour a mis moins de deux jours pour activer son plan de préparation après le signalement par l'OMS, le 31 décembre 2019, de cas suspects de pneumonies détectés à Wuhan. Dès le 2 janvier, les autorités aéroportuaires ont organisé la mesure de la température de tous les passagers en provenance de la ville chinoise. Cette mesure a été étendue à tous les passagers en provenance de Chine (le 20 janvier) et le 23 janvier, le premier cas détecté à Singapour a généré immédiatement la mise en place d'une taskforce gouvernementale. Dès le 25 janvier, un nouveau train de mesures a concerné la restriction des droits de visite dans les hôpitaux de Singapour, puis le 31 janvier, la fermeture de la frontière avec la Chine (contre les recommandations de l'OMS), la distribution de masques de protection à toute la population (et recommandation aux personnes symptomatiques de les porter), et de mesures non obligatoires de distanciation physique (un mètre) et la prise de température dans les écoles. Le 25 février, les mesures de restriction aux frontières se sont étendues à la Corée, le 3 mars à l'Iran, l'Italie et le Japon. Puis le 13 mars à la France, l'Espagne, l'Allemagne. Le rapatriement des étudiants en stage à l'étranger le 17 mars. Le 21 mars, une application sur smartphone (*TraceTogether*) a été déployée visant à aider l'identification de contacts à risque. Ces dispositifs utilisaient la technologie Bluetooth, des QR codes, les caméras de surveillance de l'espace public et les techniques de géolocalisation. Les écoles sont restées ouvertes ainsi que les commerces non essentiels mais le 24 mars, devant une recrudescence importante du nombre de cas et craignant une perte de contrôle sur l'épidémie, les bars et les restaurants ont été fermés et les rassemblements de plus de dix personnes interdits.

Jusqu'à la fin du mois de mars, les Singapouriens pouvaient s'enorgueillir de n'avoir pas confiné leur économie ni leur vie sociale. Certes le pays a été fortement impacté, y compris au niveau de son produit intérieur brut qui a sévèrement souffert de la chute du commerce et des échanges mondiaux, mais la réponse gouvernementale n'a pas conduit à une assignation stricte à résidence de ses ressortissants comme l'ont fait les Chinois, ainsi que plusieurs pays Européens durant la même période. Et la recette semblait être un vrai succès puisque la situation épidémique apparaissait bien maîtrisée.

Le modèle écorné

C'était sans compter sur les cités-dortoirs de travailleurs immigrés de l'île-Etat. Durant la première semaine d'avril, la courbe épidémique est devenue exponentielle. Le 10 avril 2020, près de 500 cas confirmés provenaient tous de foyers bien identifiés, situés dans des immeubles privés où les travailleurs immigrés sont obligés par la loi de loger. Une très forte densité humaine y règne ; jusqu'à douze personnes par pièce, partageant la même salle de bains et la même cuisine. Nombre de ces travailleurs continuaient leurs activités professionnelles lorsqu'ils avaient des symptômes. Beaucoup d'entre eux étaient employés dans le bâtiment. Le « présentéisme » est une qualité reconnue de la culture singapourienne, mais pointée comme un défaut lorsque les maux dont souffrent les employés malades au travail sont contagieux. Avec le recul actuel sur les modalités de propagation de ce coronavirus, on comprend à quel point Singapour vivait une situation potentiellement explosive sur le plan épidémique. De nombreuses chaînes de super-propagation se sont constituées dans cet environnement hautement insalubre.

Le 7 avril, face à une situation devenue incontrôlable, le gouvernement de Singapour a été conduit à mettre en œuvre de véritables mesures de confinement, avec la fermeture des commerces non essentiels, la promotion du télétravail, l'enseignement à distance exclusif, et le 18 avril, 180 000 travailleurs immigrés du secteur de la construction ont été contraints à rester chez eux, dans leurs cités-dortoirs, leurs salaires étant payés par les employeurs et leurs repas servis à domicile. Une vaste campagne de tests a alors été initiée. Le 1er mai, les autorités ont pris les devants pour améliorer un peu les conditions de vie de ces travailleurs immigrés, en leur apportant des services de santé de proximité, dotés d'équipes médicales mobiles. Certains ont également été relogés de façon plus décente.

Cependant, à aucun moment les hôpitaux, et en particulier les services de soins intensifs, n'ont été surchargés. Avec un peu moins de 60 décès pour 60 000 cas rapportés, à la sortie de l'été 2020, Singapour restait encore l'un des pays ayant su le mieux gérer la pandémie de Covid-19 due au SARS-CoV-2, tant pour en limiter la circulation que la mortalité. D'autres pays ont-ils tiré les leçons de l'expérience de Singapour ? Les États-Unis ont également connu une forte disparité sociale dans l'épidémiologie de la Covid-19, et plusieurs pays européens ont constaté les mêmes déterminants sociaux de la genèse de clusters très actifs, comme dans les abattoirs allemands ou le département de la Seine-Saint-Denis en France.

Ce boomerang social pourrait bien s'avérer l'une des clés de la reprise pandémique des vagues à venir dans le monde, dans l'attente d'une généralisation de la vaccination.

> « *Des pays riches comme Singapour pourraient mieux faire pour protéger la santé et améliorer le bien-être de personnes que l'on considère comme stratégiques pour nos sociétés.* »
>
> Li Yang Hsu, professeur de santé globale à l'Université nationale de Singapour, 10 avril 2020[2]

11

Le Japon, scalpel gagnant

> « *La stratégie japonaise est d'observer la forêt et non l'arbre comme le font les Occidentaux.* »
>
> Oshitani Hitoshi, virologue, Tohoku university school of Medecine (Japon), 5 juin 2020[1]

Entre le 15 janvier 2020, date d'identification du premier cas de Covid-19 sur le sol japonais, et le début du mois de février, le pays du soleil levant avait rapporté onze cas, tous en provenance de la Chine continentale voisine, principalement des touristes venant visiter le pays. En réalité, on estime qu'ils étaient déjà plusieurs centaines à avoir essaimé dans des salles de sport, de spectacle ou ailleurs. Toujours est-il que le pays a eu à faire face à une première poussée épidémique qui est cependant restée de faible amplitude, se déployant sur l'île principale et la capitale mais aussi sur Hokkaido, Osaka et Aichi. Elle fut contrôlée dès la mi-mars.

Une seconde poussée épidémique d'origine différente se superposa à la première dès le début février. En effet, à cette période, près de trois cents voyageurs venant d'Europe, des États-Unis, du sud-est asiatique et d'Égypte furent identifiés positifs sur le sol nippon. Ces touristes, une fois arrivés sur place, avaient alors encore le droit de circuler librement sur tout le territoire jusqu'à la fin du mois de mars où des mesures furent prises pour limiter leurs déplacements. Ils eurent cependant le temps de semer le virus, causant une épidémie plus forte et plus difficile à contrôler. Début mai cependant, cette seconde poussée commença à régresser.

Alors que les critiques dans le pays et même à l'étranger se faisaient virulentes sur la stratégie japonaise, en particulier sur le faible nombre de tests réalisés, des modèles mathématiques prédisaient le chaos dans l'archipel très densément peuplé, prophétisant une évolution à la new-yorkaise, voire pire. Les faits ont montré que les mesures prises par les autorités japonaises ont été plus efficaces que dans la plupart des pays occidentaux. Sur le plan sanitaire, être situé aux portes de la Chine continentale n'a pas nui au Japon avec, à la fin décembre 2020, un total cumulé de 2,4 décès par Covid-19 pour 100 000 habitants depuis le début de la pandémie, un taux de mortalité beaucoup plus faible que tous ceux rapportés par les pays de l'Union européenne, le plus bas taux étant celui de la Finlande avec 9,5, l'Allemagne en totalisant 35,6, soit près de quinze fois plus que le Japon, la France 93,3 et l'Espagne 106,1.

Sur le plan économique, même s'il était encore trop tôt en janvier 2021 pour évaluer tous les impacts de la crise sanitaire qui se prolonge partout dans le monde, le Japon a été particulièrement frappé par la baisse de ses exportations et de la consommation intérieure depuis janvier. Le PIB de la troisième économie mondiale a reculé de 7,8 %

entre avril et juin 2020 par rapport au trimestre précédent, la zone euro ayant connu une baisse de 12,1 % de son PIB au cours de ce même deuxième trimestre 2020 (les économies française, italienne et espagnole plongeant encore davantage).

La stratégie des pays occidentaux a été de tester tous les contacts à risque des cas confirmés. Or, les études menées dans d'autres pays ont depuis montré que les contaminations secondaires des cas détectés sont assez rares. Tout cela n'est pas très efficace. La stratégie japonaise, elle, n'a pas été de tester tous les contacts des cas détectés. Elle visait à identifier avec précision les clusters et à contrôler au plus vite le risque de propagation qui leur est associé, puisque l'on sait que ces clusters peuvent être à l'origine de grandes épidémies, comme l'expérience acquise avec ce virus le montre (voir p. 109 pour le cas australien). On sait que 80 à 90 % des cas ne contaminent pas plus d'une personne, et bien souvent zéro. En voulant détecter précocement les 10 à 20 % des infections à l'origine du développement et de la propagation de l'épidémie dans le pays, les Japonais disaient se concentrer sur la forêt et non pas sur chacun des arbres. Ils ont développé cette stratégie parcimonieuse essentiellement parce qu'ils avaient des capacités et des infrastructures limitées pour réaliser des tests rtPCR au début de l'épidémie. Pour éviter que les candidats au test ne viennent, dans un mouvement de panique générale, encombrer des salles d'attente de médecins par ailleurs étroites et mal ventilées, le 17 février, les autorités n'ont permis le test qu'aux personnes ayant une fièvre supérieure à 37,5 °C depuis au moins quatre jours. Les Japonais ont ainsi adopté une stratégie pragmatique qui ne visait pas à rechercher tous les porteurs du virus, sachant que c'était illusoire, ne serait-ce qu'en raison de la proportion d'asymptomatiques dans la population, une fraction par nature très difficile à cerner et qui pouvait continuer à répandre le virus.

Le pragmatisme japonais ne fut pas une stratégie d'immunité grégaire, et ne fut pas du tout un *laisser-faire*. Il ne consistait pas non plus à imposer un confinement strict à la chinoise ou à la française, ni même un semi-confinement à l'allemande. Les Japonais prônaient en réalité une stratégie d'auto-confinement assez voisine de celle des Suédois (voir p. 91 et 117). Ils faisaient la promotion du télétravail à chaque fois qu'il était possible, recommandaient de « rester chez soi », et incitaient la population à adopter les mesures barrières. Et surtout, ils ont mis en œuvre une stratégie de recherche de contacts originale que l'on appelle rétrospective, à la différence de la stratégie dite prospective. Expliquons-nous.

Tout part du constat évoqué plus haut que seules 10 à 20 % des personnes contaminées sont actrices de la pandémie, l'immense majorité (80 à 90 %) des contaminés ne transmettant à personne ou à une seule personne le coronavirus. Cette asymétrie des proportions est une caractéristique de ce type de virus, que l'on appelle le phénomène de « sur-dispersion ». Avec la grippe, les choses sont bien différentes, beaucoup plus homogènes. La Covid-19 est donc une maladie fortement hétérogène dans sa diffusion. Elle génère des chaînes de super-propagation parfois très importante comme en Australie dans la région de Melbourne durant la deuxième vague hivernale. La seconde caractéristique de ces événements de super-propagation est qu'ils se produisent quasi-exclusivement dans des lieux clos, peu ventilés, bondés où les personnes restent suffisamment longtemps, souvent sans appliquer les mesures barrières, et se contaminent les uns les autres. On a rapporté de tels clusters lors de mariages ou d'enterrements, de rassemblements religieux, de chorales, dans des salles de sport, des bars et des restaurants, en particulier lorsque les personnes parlaient fort ou même chantaient, ôtaient leur masque pour boire et manger. Ce sont ces éléments qui ont guidé les autorités japonaises dans une période de pénurie initiale de tests. Alors que les pays occidentaux recherchaient prospectivement les contacts des cas qu'ils détectaient, puis les mettaient en quarantaine et isolaient les (rares) porteurs de virus, le Japon conduisait une approche temporellement inverse. Lorsqu'un cas était rapporté, les autorités japonaises recherchaient d'où provenait la contamination, en particulier de lieux connus désormais pour être à haut risque de super-propagation. Au vu de la proportion 80/20 ou 90/10, la personne ayant infecté notre patient avait plus de chance d'avoir contaminé plusieurs personnes que notre patient n'avait d'en infecter à son tour.

Cette stratégie japonaise, fondée sur l'expérience acquise avec le virus du SRAS, cousin de celui de la Covid-19, s'avéra efficiente. Cette approche répondait à la pénurie initiale de tests dans le pays. Ce n'était donc pas une démarche opposée à la recherche prospective des Occidentaux. C'était une question de priorités. Une fois la recherche rétrospective terminée, on pouvait alors tester plus largement pour isoler tous les porteurs du virus. Ce qui n'aurait pas de sens selon les autorités japonaises serait de consacrer l'essentiel des ressources à rechercher les contacts jusqu'à négliger l'identification des clusters, qui sont le moteur de l'épidémie. L'objectif prioritaire est bien de tenter de couper le maximum de chaînes de transmission le plus précocement possible, et cela seule l'approche rétrospective le permet.

Les Japonais ont adopté une stratégie pragmatique et innovante privilégiant la recherche rétrospective des contacts lors d'événements repérés comme ayant un fort potentiel de super-propagation. Ils ont combiné cette approche à une promotion de la ventilation des espaces clos ou bondés, en demandant à la population d'éviter autant que possible de les fréquenter sans masque et trop longtemps tout en respectant les distances physiques. Avec ces principes simples et très suivis par la population, et sans mesure de confinement général et strict, le pays s'en est particulièrement bien sorti sur le plan sanitaire, au moins jusqu'à l'entrée dans l'hiver. Le dispositif a été complété, lors de l'apparition de la deuxième vague à l'automne, par l'utilisation de tests antigéniques rapides, toujours dans une recherche pragmatique d'efficacité « chirurgicale », c'est-à-dire « au scalpel », ciblée et efficace. Leur riposte face à cette pandémie se distinguait ainsi des recours répétés aux confinements et déconfinements des Européens et de la stratégie d'élimination totale du virus des Australiens ou des Néo-Zélandais. Les Japonais jugent ces deux stratégies plus difficiles à tenir sur les moyen et long termes.

12

Taïwan, David contre Goliath

> « *Je crois que la confiance sociale est la clé du succès du contrôle sur le virus par les autorités taïwanaises.* »
>
> Yawen Cheng, Professeure en politique de la santé, National Taiwan University (Taipei), 31 octobre 2020[1]

Taïwan, l'île rebelle, petite démocratie située à quelques encablures (130 kilomètres) de la Chine continentale et peuplée de 24 millions de Chinois séparatistes, était l'un des seuls endroits au monde où, en décembre 2020, on se serrait la main et on se faisait la bise sur les marchés. Non pas qu'on y vivait dans l'insouciance vis-à-vis du risque pandémique, mais l'île qui avait rapporté, fin décembre 2020, 770 cas et 7 décès sur son territoire, n'avait pas connu de nouveaux cas de transmission communautaire du SARS-CoV-2 depuis plus de sept mois, l'élimination était effective et la population engrangeait les bénéfices de la situation épidémiologique exceptionnelle dont elle jouissait.

Taïwan n'a pas déployé un arsenal de tests comme la Chine a pu le faire durant les mois d'été et d'automne dans certaines régions beaucoup plus vastes et peuplées que Taïwan, ou encore comme l'Islande ou même la Slovaquie le firent plus tard. Au contraire, Taïwan se distinguait parmi les pays riches de l'Organisation mondiale du Commerce (l'une des seules organisations internationales, basée à Genève, dont Taïwan est membre) en étant l'un des États membres ayant le moins testé sa population depuis le début de la pandémie. Taïwan, en février 2020, réalisait 800 tests par jour alors que la Corée, deux fois plus peuplée, en effectuait 15 000, soit près de dix fois plus rapporté à la population. Mais alors, quelle était donc la recette miracle de ce petit territoire pourtant fortement exposé à la Chine continentale, et sujet à des mouvements et des interactions incessants avec sa grande sœur ? Taïwan n'a en tous cas pas pu bénéficier du soutien de l'OMS, la Chine s'opposant à faire entrer l'île-État dans l'institution. Du temps de la précédente directrice générale, la Chinoise – de Hong Kong – Margaret Chan, Taïwan avait réussi à décrocher un statut d'observateur qui lui a permis d'assister à l'Assemblée mondiale de la Santé, entre 2009 et 2016, de rapporter ses statistiques au siège de l'OMS à Genève et en retour d'être tenu informé des urgences épidémiologiques concernant la région. En mai 2020, sur fond de tensions entre la Chine et les États-Unis, et d'accusations de ces derniers de parti pris pour la Chine par l'OMS, plusieurs experts avaient vu une opportunité pour le directeur général Tedros Adhanom Gebreyesus de marquer son indépendance en invitant Taïwan à la table de l'Assemblée mondiale de la santé, à nouveau avec le statut d'observateur, sans droit de vote donc. Mais il ne trancha pas et reporta aux calendes grecques le problème.

Les Taïwanais mirent alors en application l'une des maximes de leur ennemi de toujours, ils apprirent à compter sur leurs propres forces et à lutter avec endurance, comme l'avait écrit le leader de la révolution communiste chinoise. Ils retinrent les leçons de la crise du SRAS, comme le firent Singapour, la Corée du Sud, Hong Kong ou le Japon. Ils apprirent la vigilance vis-à-vis de leur voisin, et aussi ce que l'on appelle *l'intelligence* dans le jargon des renseignements. Le Doyen de l'école de santé publique de l'Université Nationale de Taïwan indiquait ainsi dans un entretien publié dans le *Guardian* le 13 mars 2020 : « Ce que nous avons appris du SRAS, c'était qu'il nous fallait rester sceptique vis-à-vis des informations en provenance de Chine continentale. » À l'époque, les Chinois avaient en effet retenu volontairement les informations sur l'émergence du SARS-CoV, à l'origine du SRAS, que les autorités de Hong Kong avaient identifié au début de l'année 2003, lorsque le virus avait atteint leur territoire. Taïwan avait été sévèrement atteinte avec soixante-treize décès (dix fois plus que la Covid-19 en 2020). Les autorités en avaient rapidement et durablement tiré les leçons. Elles avaient mis sur pieds un Centre de commande des épidémies que j'ai eu l'occasion de visiter. Il était bardé de dispositifs électroniques destinés à mieux surveiller en temps réel les informations formelles et celles plus informelles qui circulaient sur les réseaux sociaux dans le domaine. Les services de sécurité sanitaire furent alertés dès la fin décembre 2019 d'une épidémie de pneumonies atypiques survenant à Wuhan. Et ils réagirent quasi-instantanément, dépistant les passagers à leur descente d'avion en provenance de la ville chinoise, avant même de promulguer la fermeture des frontières étendue à tous les pays à partir de mars. Ce sont 340 000 passagers qui ont été placés en quarantaine dès leur arrivée, avec un contrôle par appel quotidien sur smartphone et des messages automatiques assortis de lourdes peines d'amendes pour les contrevenants.

Si certains reprochèrent au début la surréaction des autorités, aujourd'hui tout le monde s'accorde à dire qu'elles ont opéré avec vision et anticipation. Le gouvernement a rapidement interdit l'exportation des masques faciaux de production locale. Il a constitué des stocks et organisé leur distribution, tout en multipliant par dix leur production. Le système de santé a été repensé pour affronter le tsunami attendu et le pays a été l'un des tout premiers à développer une application sur smartphone permettant la recherche des traces digitales des cas contacts. L'application servait aussi à la surveillance du suivi de la quarantaine et de l'isolement. Dès que le téléphone portable d'une personne quittait le lieu de sa quarantaine, un appel était envoyé à la police locale. Un bon nombre d'innovations technologiques au service du traçage digital et des quarantaines avaient été développées antérieurement, pour la prévention du risque sismique, élevé dans la région. Les populations des pays démocratiques d'Asie tolèrent beaucoup plus que les Occidentaux ce type d'intrusion dans leur sphère privée. En retour, ils apprécient l'absence de confinement de leur vie sociale et économique. Les bars, les restaurants, les commerces non essentiels et les écoles sont presque toujours restés ouverts à Taïwan durant la pandémie. Il y avait bien sûr une mise à disposition de gels hydro-alcooliques et souvent également une prise de température préalable à l'entrée de ces établissements. Le port du masque a été très précocement rendu obligatoire partout, y compris à l'école.

Il faut reconnaître qu'avec les mesures mises en place, à aucun moment le système de santé ne s'est trouvé en tension nécessitant le recours à des mesures de confinement. La confiance a été réelle entre le gouvernement de Taipei récemment réélu, et la population. L'information officielle était claire et perçue comme transparente par le public, facilitant l'application des mesures prises par le gouvernement.

De cette expérience réussie, la Chine n'a jamais voulu que l'OMS en fasse la promotion ni ne conduise une mission exploratoire pour en comprendre mieux les déterminants. L'Occident et le reste du monde n'auraient droit qu'au modèle de la Chine continentale, celui du confinement strict et autoritaire, celui du bouclage total de sa vie sociale et économique, mais pas celui d'un petit État insulaire, démocratique, qui aura su tirer bénéfice de la révolution digitale pour mettre en œuvre des solutions hautement technologiques couplées à la mise en place précoce et systématique des gestes barrières, dans une atmosphère disciplinée, solidaire et consensuelle. David n'a certes pas cherché, durant cette crise mondiale, à terrasser Goliath, son grand voisin, mais il a réussi à contrer les assauts de notre ennemi commun, la pandémie de Covid-19, inspirant un très grand respect et une admiration de tous les peuples du monde. Taïwan allait aussi être l'une des seules économies du monde (avec… la Chine) à connaître une croissance positive (+1,5 %) en 2020 (dont +3,3 % au troisième trimestre).

La victoire de notre petit David est patente sur les plans sanitaire, social et économique, le grand Goliath sera-t-il prêt à l'accepter facilement ? Quels autres États démocratiques de la planète s'en inspireront-ils ?

13

Uruguay, tango et carnaval

> « *Penser en dehors des cases, être capables de ré-évaluer et adapter les méthodes et les ressources déployées depuis l'origine ont été les clés pour combattre la pandémie.* »
>
> Gonzalo Moratorio, virologue en charge des tests Covid-19, Institut Pasteur (Montevideo), 18 septembre 2020[1]

La vague hivernale (de juin à septembre 2020) en Amérique latine a été d'une force exceptionnelle, causant plus de sept millions de cas et plus de la moitié des décès par Covid-19 rapportés dans le monde sur toute cette période. Coincée entre l'Argentine et le Brésil, entre tango et carnaval, les deux épicentres de l'épidémie mondiale, la petite république d'Uruguay, 3,5 millions d'habitants, a donné l'image du petit village d'irréductibles Gaulois d'Astérix. À la fin de la saison froide, fin septembre, l'Uruguay n'avait pas enregistré beaucoup plus de 1500 cas et 40 décès, soient les taux les plus faibles de tout le continent sud-américain. Certains diront un peu rapidement que la petite taille du pays expliquerait cela. Mais l'État de Panama en Amérique centrale, à peine plus peuplé avec ses quatre millions d'habitants, a enregistré pendant la même période plus de 100 000 cas et déploré plus de 2 000 décès par Covid-19. Ce n'est probablement pas la sévérité de la riposte uruguayienne non plus, puisque jamais le gouvernement n'a promulgué l'assignation à résidence de ses concitoyens durant cette période. Ce n'est pas non plus la démographie qui a aidé la petite république, elle est la plus âgée du continent (âge médian 35,1 ans contre 31,5 en Argentine et 28,8 au Brésil). Faut-il chercher une explication par le niveau de vie ? En effet, en 2018, le PIB par habitant était de 17 280 US$ en Uruguay, contre 11 680 en Argentine et 8 920 au Brésil (pour mémoire, il était de 41 500 US$ en France). Mais alors, analysons de plus près les ressources opportunément déployées par l'Uruguay pour prévenir l'assaut de la vague qui déferlait sur le continent.

La réactivité

Le président Uruguayen, élu seulement deux semaines plus tôt aux commandes du pays, a décidé d'agir très rapidement lorsque le premier cas a été identifié, le 13 mars 2020. Il a alors annoncé que tous les rassemblements en des lieux qui risquaient de ne pas permettre le respect des distances physiques, comme les bars, les lieux de culte, et les centres commerciaux seraient fermés. Il a également fermé les écoles, ainsi que la frontière poreuse de plus de mille kilomètres qui la sépare du Brésil, alors épicentre de la pandémie dans cette région du globe.

> *« C'est en agissant très vite que nous avons pu complètement repérer et arrêter les chaînes de transmission de chaque foyer. »*
>
> Rafael Radi, biochimiste et chef du Conseil Scientifique auprès du gouvernement, Universidad de la Republica (Montevideo), 18 septembre 2020[2]

La méthode participative

À la Suisse ou à l'Allemande, l'approche en Uruguay a été fortement responsabilisante vis-à-vis de la population. Les autorités ont appelé les citoyens à rester chez eux, sans la force de la loi. Cette agilité et cette rapidité d'action ont offert au pays un temps précieux pour mieux se préparer, notamment en armant les hôpitaux pour répondre à l'afflux de malades sévères et en augmentant les capacités de tests du pays, à travers un réseau décentralisé maillant vingt-quatre laboratoires couvrant tout le territoire. Il fallait aussi disposer d'un test validé et produit sur le plan national, ce qui fut mis en œuvre rapidement. Pour éviter d'avoir à se battre dans la course effrénée pour disposer de kits de tests sur le marché concurrentiel mondial, l'Uruguay a cherché à renforcer son indépendance en fabriquant ses propres tests, avec une capacité initiale de 200 tests par jour en mars, chiffre passant à près de 1 000 au mois de mai. Au début de la saison froide, plus de la moitié des tests PCR provenait de la production locale. Jamais le pays ne s'est retrouvé à court de tests.

Des tests par lots

Les experts ont conseillé au gouvernement de procéder comme le pays l'avait fait pour lutter contre la syphilis à l'époque de la Seconde Guerre mondiale, en *poolant* (ou regroupant) les prélèvements lors des investigations de clusters de Covid-19, et en réalisant des analyses sur des lots de plusieurs dizaines ou centaines de prélèvements, ce qui est particulièrement rentable sur le plan épidémiologique et économique en cas de ressources rares. Le principe est de n'analyser les prélèvements au niveau individuel que si les *pools*, c'est-à-dire les lots regroupés et mélangés à partir des prélèvements de plusieurs dizaines de personnes prélevées se révèlent positifs. Mais bien sûr, cela n'est réalisable que si la circulation du virus reste faible, donc très précocement. En procédant ingénieusement, ils ont ainsi économisé 80 % des tests par rapport à l'approche individuelle conduite partout ailleurs sur le continent. Très vite l'Uruguay est apparu comme le champion des tests réalisés en Amérique latine, avec 234 personnes testées par cas de Covid-19 confirmé (contre 3 en Colombie, 1,9 au Mexique ou 1,7 en Argentine).

Des tests ciblés

L'Uruguay a testé très systématiquement des segments stratégiques ou à risque de la population : les enseignants pour permettre de laisser les écoles ouvertes, les maisons de retraite, le personnel soignant et même les joueurs de football, avec le double-objectif permanent de contrôler la situation sanitaire et d'impacter le moins possible la vie économique et sociale.

L'investigation précoce des chaînes de super-propagation

Lorsque les autorités ont découvert leur premier cluster, un mariage, tous les participants à la cérémonie ont été testés en 24 heures. Une méthode d'investigation similaire fut déployée pour les trois foyers qui suivirent, l'un dans un hôpital psychiatrique, un autre dans une maison de retraite et un troisième dans une communauté urbaine, Ribera, une ville frontière avec le Brésil. Ainsi, les chaînes de transmission ont pu être coupées dès la seconde ou la troisième génération empêchant le risque de leur super-propagation au-delà.

Une synergie experts-décideurs efficace

Toutes les décisions gouvernementales étaient passées au crible préalable du Conseil Scientifique interdisciplinaire, dans une atmosphère de forte confiance mutuelle et une cohérence que l'on a retrouvé en Asie du Sud-Est, dans les pays nordiques ou germanophones d'Europe, des États particulièrement performants lors de la première vague. L'interdisciplinarité s'est aussi avérée une approche précieuse pour la recherche de solution pragmatiques et efficaces dans un problème complexe. Les cultures scientifiques différentes permettent de solliciter des réflexions et expériences que

> « *La convergence de vue entre les décideurs, les scientifiques et les autorités nationales en charge de la santé a été parfaite et en temps et en heure.* »
>
> Gonzalo Moratorio, 18 septembre 2020[3]

seuls des épidémiologistes ou des virologues n'auraient pas eu sans avoir soumis leurs analyses à des juristes, économistes, anthropologues ou spécialistes d'éthique. Enfin, lorsque les autorités font le choix de fonder leurs décisions sur les arguments scientifiques disponibles, et que le couple experts-décideurs fonctionnent bien, alors il semble que, dans cette pandémie, les résultats soient au rendez-vous, malgré le contexte régional particulièrement tendu et dramatique et la pression exercée par le virus parfois imprévisible.

Des gains menacés

L'entrée dans l'été allait être compliquée pour les Uruguayens prompts à faire la fête, entre tango et carnaval tout au long de l'année et plus encore aux beaux jours. L'Uruguay a connu en décembre 2020 sa véritable « première vague », comme l'expliquait le président Lacalle Pou, ce qui conduisit le pays à refermer toutes ses frontières pendant plusieurs semaines autour des fêtes de fin d'année. Un peu comme l'Allemagne qui avait moins bien su gérer la deuxième vague que la première, les autorités uruguayennes hésitaient à prendre les mesures fermes de confinement qui semblaient pourtant s'imposer au pays vu la dégradation rapide de leur situation sanitaire. Arriveront-elles à reprendre le contrôle et à ralentir cette danse folle qui semblait emporter le pays tout entier ?

14

L'Australie et ses quarantaines rugissantes

« L'endroit où vous avez passé la nuit dernière sera celui où vous aurez à vivre pour les six prochaines semaines. »

Daniel Andrews, Premier Ministre de l'État de Victoria (Australie), 2 août 2020[1]

L'Australie a été pour l'Occident l'un des pays « sentinelles » de la pandémie de Covid-19 depuis son origine. En effet, son système de santé, son système politique et économique et ses liens historiques et culturels avec l'Europe et les États-Unis en font un point de comparaison probablement plus pertinent que l'Afrique, l'Asie ou l'Amérique latine. L'île-continent, pour une large part située en zone tempérée de l'hémisphère sud, était de plus une sorte de test miroir de ce qui pourrait se passer en Occident pendant l'hiver. La Nouvelle-Zélande est certes dans une position voisine, mais son isolement insulaire et sa plus petite taille rendent les analogies plus aléatoires. Il semble en effet plus aisé de protéger une île au milieu du Pacifique qu'un pays comme la Suisse, de même taille, mais au carrefour de l'Europe. L'Australie est un pays fédéral et ses États ont une large autonomie en matière de santé et de sécurité. Les deux tiers des vingt-six millions d'habitants vivent à parts quasi égales entre Sydney et Melbourne et leurs environs.

Des incendies de forêts aux foyers de Covid-19

À la fin 2019, la chaleur de l'été faisait rage, au sens propre, car des incendies inextinguibles avaient embrasé le pays, dans une alternance d'inondations et de canicules d'une rare brutalité. Il fallut attendre la fin du mois de janvier pour voir le nouveau coronavirus faire les titres des premières pages de la presse. Le 25 janvier 2020, on rapportait plus de 1300 cas dans le monde et déjà les trois premiers en Australie. À partir du 29 janvier, les autorités ont instauré une quarantaine à l'arrivée des voyageurs étrangers, d'abord en provenance du Hubei (région de Wuhan), puis de toute la Chine, d'Iran, de Corée du Sud, d'Italie. Le 20 mars, l'Australie a totalement fermé ses frontières aux non-résidents, à l'encontre des recommandations de l'OMS, imposant une quatorzaine systématique à tous les voyageurs résidant en Australie et venant de l'extérieur. À partir du 27 mars, dans l'État de Victoria (Melbourne), cette quarantaine devait impérativement s'effectuer dans l'un des hôtels réquisitionnés pour cette mission de service public. À partir de la mi-mars, les rassemblements ont été limités à cent personnes en milieu intérieur (cinq cents en milieu extérieur), les visites restreintes en maisons de retraite, puis le 23 mars, un confinement a imposé la fermeture de tous les commerces non essentiels et lieux de loisir et de cultes, et a promulgué des règles strictes pour les funérailles. Les interventions chirurgicales non urgentes ont été reportées dans les hôpitaux publics puis privés. Des mesures strictes de distanciation physique ont été instaurées. Les écoles et les universités sont restées fermées à cette époque estivale, mais ont réouvert pour quatre à six semaines en mai, avec le déconfinement, dans des conditions de forte décrue épidémiologique sur le front de la Covid-19. Le 20 avril, le pays rapportait 6 619 cas et 72 décès, et les deux-tiers des cas avaient contracté l'infection lors d'un récent voyage à l'étranger.

La quarantaine explosive

Dans l'euphorie d'une page que l'Australie était en train de tourner, à la fin du mois de mai, en cette fin d'automne austral, débarquait à Melbourne une famille de retour d'un séjour à l'étranger. Les mesures strictes de quarantaines pour les résidents de retour d'un pays étranger ont conduit les quatre membres de la famille à l'hôtel Rydges, réquisitionné pour permettre l'isolement, pendant une période de quatorze jours, des voyageurs testés positifs. Leur état ne fut jamais inquiétant au point de nécessiter une hospitalisation. En revanche, le personnel, les agents de nettoyage des chambres et les agents de sécurité chargés de surveiller la bonne tenue de la quarantaine ont semble-t-il côtoyé d'un peu trop près la famille ou leurs effets personnels, sans protection suffisante. La sympathique famille de touristes a respecté scrupuleusement sa quarantaine, mais elle aurait dû être placée dans des conditions d'isolement très strict, ses quatre membres étant identifiés comme contagieux. Toujours est-il qu'en quelques semaines, les personnels de l'hôtel ont été contaminés à leur tour et ont réussi à propager le virus vers leur entourage, puis aux écoles, et aux maisons de retraites de la région. Il est possible aujourd'hui, grâce aux techniques d'épidémiologie moléculaire, de séquencer les virus des personnes porteuses et d'étudier les souches identifiées pour faire le lien entre elles avec une très grande précision. Bref, de clusters en clusters, on estime aujourd'hui que plus de 90 % des 7 155 contaminations (et 363 décès) rapportées depuis le déconfinement jusqu'à la mi-août dans l'État de Victoria sont liées aux seules souches importées par cette famille de quatre personnes, malgré leur quarantaine stricte qui ne fut jamais violée mais seulement mal sécurisée par des personnels semble-t-il insuffisamment formés. L'investigation conduite à partir du mois d'août jusqu'en décembre 2020 a permis de pointer les insuffisances d'une quarantaine imposée aux voyageurs dans des hôtels dédiés et mise en place avec précipitation et dans une grande impréparation dans l'État de Victoria.

Toujours est-il qu'en juillet l'épidémie s'est mise à galoper dans l'État de Victoria, plus exactement à Melbourne et ses environs (plus de cinq millions d'habitants). La situation est rapidement devenue incontrôlable et les autorités de l'État ont décidé un confinement strict et localisé du grand Melbourne. Or lorsque les Australiens décident de mettre en place un confinement strict, c'est quasiment « à la Chinoise » (ou « à la Française »). Un couvre-feu a été instauré dès le 4 août jusqu'à la fin septembre, entre 20 heures et 5 heures du matin ; de plus, des autorisations administratives étaient nécessaires pour sortir de chez soi durant la journée sauf pendant moins d'une heure pour aller faire ses courses ou du jogging ou promener son chien, dans un rayon au-delà de cinq kilomètres, et bien sûr avec le port obligatoire du masque. L'interdiction d'aller au-delà de cinq kilomètres de son domicile a été prolongée en octobre. Mais, comme ce fut le cas en Chine, et partout où des mesures de confinement ont été mises en œuvre précocement, celles-ci ont été rapidement efficaces sur le plan sanitaire. Trois semaines après, le 21 août, le nombre de nouveaux cas et de décès avaient considérablement chuté et à la fin septembre, la circulation du virus était redevenue très faible sur l'ensemble de l'Australie. La deuxième vague hivernale n'a d'ailleurs pas vraiment franchi les barrières étanches mises aux frontières des États entourant l'État de Victoria. Si la deuxième vague a touché surtout Melbourne, la première vague avait, elle, principalement affecté la région de Sydney, en particulier à la suite de la sortie non contrôlée de passagers porteurs du virus lors d'une quarantaine ratée du Ruby Princess, un bateau de croisière maintenu à quai dans le port de la capitale alors que sévissait une épidémie à bord. Les mesures draconiennes prises ensuite avaient réussi à éviter l'explosion épidémique à l'ensemble du pays. La deuxième vague a donc été celle de la seconde ville du pays, Melbourne, et les mesures prises rapidement ont évité une propagation sur l'ensemble de l'île-continent. Il faut souligner que l'Australie est l'une des régions les moins densément peuplées du monde et donc où il est probablement le plus facile d'y instaurer des cordons sanitaires efficaces de ce type.

Quatre leçons pour le reste du monde

Quelles leçons auront retenu les responsables politiques des zones tempérées de l'hémisphère nord au sortir (mouvementé) de l'été ? Premièrement, ils se seront rappelés que des deuxièmes vagues hivernales de Covid-19 existent, on en a rencontré en Australie dès juillet-août 2020. Deuxièmement, ils auront réalisé que la vague hivernale, même rapidement maîtrisée, aura causé en Australie 3,5 fois plus de décès que la première survenue entre mars et mai de la même année. Troisièmement, ils auront compris que le confinement a de nouveau montré sa très grande efficacité. Il a été instauré rapidement, dès que les autorités ont perdu le contrôle de la situation. Il a été ciblé sur la région en cause (et non sur les zones du pays à faible circulation du virus), et mis en œuvre de manière stricte à la façon d'un cordon sanitaire. Enfin, ils auront tiré une quatrième – importante – leçon, celle du rôle des super-propagateurs dans la dynamique épidémique de la Covid-19. Elle nécessite une lecture plus fine de l'événement, sur laquelle il convient de s'attarder un peu.

Un seul événement de super-propagation causant 7 000 cas

Il s'agit en effet de mieux comprendre comment une famille de quatre personnes a pu être à l'origine d'une telle propagation régionale. Il a fallu plusieurs semaines, entre le milieu du mois de mai et le milieu du mois de juillet, pour que la situation ne soit repérée par les autorités, et on avait alors atteint un point quasi de non-retour qui nécessitait des mesures fortes (le 4 août). On ne connaît pas encore les ramifications des chaînes de transmission dans le détail, mais la propension de ce virus à générer des clusters et des situations de super-propagation est maintenant notoire. On sait par une étude réalisée en Inde sur des contacts de cas confirmés que 5 % des personnes contaminées par le virus ont été responsables de 80 % des contaminations secondaires. L'Australie a fait face à un événement de super-propagation qui a pris une ampleur régionale. Les employés de l'hôtel ayant reçu la famille contagieuse ont été contaminés à leur tour, puis d'importants clusters secondaires ont été repérés dans les écoles et les maisons de retraite de la région. Tous ces clusters se sont révélés être liés à la même souche virale.

Attardons-nous un peu sur les maisons de retraite. Dans la région de Melbourne, une grande partie des personnels de ces établissements sont des employés peu qualifiés, souvent des travailleurs immigrés aux contrats de travail précaires, à durée limitée. Ils ne bénéficient pas de tous les amortisseurs sociaux prévus pour les citoyens australiens ayant des contrats plus stables. Ainsi, alors que les autorités avaient rapidement rendu des tests accessibles et gratuits pour tous, y compris bien sûr pour les employés précaires travaillant dans l'État de Victoria, il est apparu que nombre de ceux qui avaient été détectés positifs parmi les personnels des maisons de retraite, étaient quand même allés travailler se sachant porteurs du virus, parce qu'ils craignaient de perdre leur emploi, mais aussi leur permis de séjour. Par ailleurs, nombre de ces employés cumulaient des emplois à temps partiels dans plusieurs établissements, risquant d'y introduire à chaque fois le virus mortifère. Comme nous l'avons vu dans le cas de Singapour ou des États-Unis, cette épidémie a montré l'importance des déterminants sociaux et économiques sur son mode de propagation. En l'absence d'une couverture sociale adaptée, en l'absence d'indemnités en cas d'arrêt-maladie, de quarantaine ou d'isolement, les travailleurs porteurs du virus continuent à se rendre à leur travail pour survivre et contribuent ainsi à sa propagation. Nos sociétés riches et démocratiques génèrent des poches de précarité sociale, facteurs d'aggravation de la pandémie et questionnables sur le plan éthique et moral. Ces déterminants devront être pris en compte par l'ensemble des pays, en particulier les plus riches de la planète.

Le naufrage évité

Les quarantièmes parallèles (Melbourne est situé au sud du 38ème) sont qualifiés de « rugissants » par les navigateurs de cette région du globe, tellement la mer peut y être mauvaise et sournoise et les naufrages dramatiques. Les autorités australiennes, après quelques sueurs froides et mesures drastiques prises à temps, ont su conduire la région de Melbourne à bon port, lors de la tempête pandémique hivernale de Covid-19. Ils ont réussi à éviter que l'aventure ne se termine en naufrage. L'impact économique, social et éducatif est considérable, tel un navire endommagé par le mauvais temps. Les dommages collatéraux de ces décisions ont été certes substantiels mais considérablement moindres que le chaos qu'ont connu, pendant la même période, les Argentins, Brésiliens ou Chiliens placés dans une situation épidémiologique voisine mais avec une barre moins bien tenue.

15

Anders Tegnell, le drakkar dans la tempête

« *Notre message est de demander de rester à la maison lorsque l'on est malade, mais pas d'assigner tout le monde à résidence, car ça ne fonctionnera seulement pas sur le long terme.* »

Anders Tegnell, épidémiologiste en chef de la Suède, avril 2020[1]

Anders Tegnell est un médecin infectiologue et épidémiologiste suédois qui a passé presque toute sa carrière à gérer des problèmes de santé publique. Il fut très actif pour son pays et pour l'Europe au moment de la pandémie de grippe mexicaine (H1N1) de 2009, et il a joué un rôle de tout premier plan dans la crise sanitaire de Covid-19, depuis l'origine en

Suède, puisqu'il est en charge de la gestion de la crise, en tant que responsable du département des maladies infectieuses de l'agence de sécurité sanitaire suédoise.

On a beaucoup caricaturé ses positions et plus généralement l'attitude de la Suède dans cette pandémie. Lorsqu'il est apparu que la mortalité en Suède, rapportée au nombre d'habitants était très supérieure à celle de ses voisins nordiques, on a même fini par accuser l'inspirateur de cette politique d'en être le responsable direct. Alors qu'en est-il exactement ? Tegnell a-t-il été coupable de désinvolture, d'entêtement, voire d'une conduire répréhensible de la politique suédoise ? Et pourquoi place-t-on ici l'expert, l'épidémiologiste, au premier plan de la responsabilité et non pas les politiques comme partout ailleurs dans le monde ? Nous allons tenter de répondre à ces questions à travers l'étude et la compréhension du personnage qu'incarne ce capitaine du drakkar de la santé publique suédoise et de son rôle exact dans la tempête épidémique.

Une culture de santé publique bien ancrée

Tout d'abord, nous n'avons pas affaire à une république bananière qui serait gangrénée par la corruption et l'incompétence. La Suède est l'une des démocraties les plus avancées au monde en termes social et sanitaire. Ses indicateurs de santé sont excellents. L'espérance de vie des Suédois, l'une des plus haute au monde (80,8 ans), est un peu supérieure à celle des Français (79,6 ans). Elle est le reflet d'un pays riche, développé, ayant un excellent système de santé et un accès aux soins parmi les plus équitables. L'espérance de vie sans incapacité, encore appelée espérance de vie en bonne santé, est un indicateur particulièrement intéressant parce qu'il mesure la propension d'un pays à mener ses ressortissants le plus longtemps possible en bonne santé. Là, les Suédois creusent l'écart. Elle est de 73,2 ans en Suède contre 62,5 ans en France et un peu plus de 65 ans en Allemagne. La France sait mener ses citoyens à un âge très élevé, car elle sait bien les soigner lorsqu'ils souffrent de maladies chroniques invalidantes, le pays bénéficiant d'un excellent système de soins. Mais pour mener ses citoyens le plus longtemps possible en bonne santé, il convient avant tout d'avoir une bonne politique de santé publique, de prévention, d'éducation et de promotion de la santé. Et là, les Suédois sont bien plus performants que les Français ou même les Allemands. Les Suédois ont une culture de santé publique à nulle autre pareille. La population a une grande confiance dans ses autorités de santé, et ces autorités ne sont pas tant représentées par les politiques que par les agences nationales, c'est-à-dire des experts, des techniciens de la santé dans toutes ses dimensions. Ce sont les agences sanitaires qui recommandent ce qui est bon pour la santé, sur la base des connaissances scientifiques, ce n'est donc pas le rôle du politique. Tant qu'il n'y a ni décret, ni loi, ni directive, on reste dans le domaine de l'expertise scientifique, pas dans le rôle politique. En ce sens, il sera légitime au lendemain de la crise sanitaire de Covid-19 de demander des comptes à Anders Tegnell, car c'est bien sous son inspiration que les recommandations ont été élaborées et promues.

L'excellence académique de la Suède en matière de santé ne fait pas défaut non plus. Ce sont sous les auspices du Karolinska Institutet, l'université médicale suédoise, que le prix Nobel de médecine est remis chaque année à son ou ses lauréats. Lorsque la Suède émet des avis de santé publique, il est donc usuel, de la part des experts internationaux, de les écouter avec intérêt et souvent respect. À défaut de les

> *La stratégie de santé publique suédoise actuelle conduira à 96 000 décès avant la fin juin 2020.*
>
> Gardner J. et coll., Uppsala University, 30 avril 2020[2]

suivre, on ne peut pas balayer d'un simple revers de la main les choix qu'elle a opérés.

Il a été souvent dit que la Suède n'avait pas confiné sa vie sociale et économique, mais qu'elle avait laissé courir l'immunité collective dans une stratégie aventureuse, faisant cavalier seul vis-à-vis du reste du monde. Les modèles mathématiques de l'Imperial College, dont on sait que ses chercheurs étaient les tenants d'un confinement strict en Europe, avaient prédit que si la Suède s'entêtait à ne pas confiner son peuple cela conduirait à près de 100 000 décès avant le début de l'été 2020. Or le pays déplorait 7 000 morts par Covid-19 à cet horizon, c'est beaucoup trop, beaucoup plus que ses voisins nordiques en particulier, admettons-le, mais pas dans les proportions prédites par les oiseaux britanniques de mauvaise augure et leurs émules de l'Université d'Uppsala.

Le mythe de l'immunité grégaire

Mais est-il vrai que Tegnell aurait promu une stratégie libérale, laissant courir l'immunité collective en espérant qu'elle vienne opportunément bloquer l'avancée de la pandémie en Suède ? Sur le plan épidémiologique, on montre en effet que lorsqu'un certain niveau d'immunité est atteint (dont le seuil a fait débat dans le cas de la Covid-19), le virus ne trouve plus suffisamment de personnes susceptibles à infecter, ce qui conduit l'épidémie à s'arrêter d'elle-même. Durant l'été 2020, le seul endroit au monde où il a été rapporté que l'immunité collective a pu être atteinte est Manaus, une ville du cœur de l'Amazonie brésilienne, qui aurait frôlé des taux d'infection de 70 % avant que l'épidémie ne s'arrête d'elle-même. Nulle part en Europe de tels niveaux d'immunité n'ont été atteints après la première vague. Si à Genève nous avons pu montrer qu'environ 10 % de la population avait rencontré le virus durant la première vague (qui fut de forte intensité, comparable à celle de Paris ou de Madrid), il n'y a pas de raison de penser que des taux de plus de 20 % aient pu être atteints à Stockholm, et donc certainement pas de 50, 60 ni 70 %. Le pari de l'épidémiologiste suédois aurait-il été manqué ?

La stratégie de l'auto-confinement

En réalité, il faut s'immerger davantage dans la culture de santé publique suédoise pour comprendre comment la crise a été gérée. Certes les bars, restaurants, cinémas, commerces non essentiels n'ont pas été fermés. Les écoles primaires sont aussi restées ouvertes. Il n'a pas été demandé aux compagnies aériennes de réduire leurs vols sur les lignes intérieures. Mais le message a été martelé par l'Agence de santé suédoise de rester chez soi. Les risques de transmission ont été expliqués aux Suédois qui se sont auto-confinés selon les recommandations de l'Agence de santé publique. Les Suédois, n'imaginaient d'ailleurs pas un seul instant qu'on puisse leur imposer des mesures contraignantes par la force de la loi. De nombreux commerces ont fermé spontanément parce qu'ils n'avaient plus de clients.

Les bars et les restaurants fonctionnaient à 25 ou 50 % de leur activité habituelle, les transports publics aussi. Le week-end de Pâques, au cœur de la vague pandémique de cette fin d'hiver, il fit très beau temps mais les autoroutes suédoises ont enregistré une réduction de plus de 90 % du trafic normal. Le télétravail qu'Anders Tegnell avait recommandé dès le début du mois de mars de poursuivre au moins jusqu'à la fin 2020 était promu par toutes les entreprises et administrations, et scrupuleusement respecté dans tous les secteurs d'activités qui le pouvaient. À nouveau, sans lois ni réglementation contraignante. Les Suédois acceptent cependant les contraintes intrusives lorsqu'ils estiment collectivement qu'ils en ont besoin. Par exemple, pour combattre l'alcoolisme, en particulier le *binge drinking* des jeunes durant le week-end, le parlement suédois a fait passer une loi il y a quelques années ordonnant la déprivatisation de la commercialisation de toute forme d'alcool en dehors de leur consommation dans les bars et les restaurants. Ainsi, vous ne pouvez pas acheter d'alcool (fortement taxé par ailleurs) dans le pays en dehors des magasins d'État, ouverts aux jours et aux horaires des magasins d'État.

Mais pour la pandémie de Covid-19, il n'a semblé nécessaire à personne de légiférer pour assigner les Suédois à résidence. Au contraire, Anders Tegnell expliquait que de telles mesures ne pourraient pas tenir dans la durée et qu'il fallait à tout prix et le plus tôt possible responsabiliser la population au risque de transmission de cette maladie et lui apprendre à réduire ce risque au mieux, par sa participation active et non en enfermant les citoyens adultes chez eux par la coercition. Et cela a très bien fonctionné, au moins concernant l'objectif principal de ces mesures : les hôpitaux n'ont à aucun moment été submergés par la première vague pandémique, jamais les capacités en lits de réanimation n'ont été dépassées, nulle part dans le pays.

« *Je crois que nous avons échoué.* »

Le roi de Suède, Carl XVI Gustaf, 18 décembre 2020[3]

Reconnaître son erreur

Tout n'est évidemment pas rose dans le bilan d'Anders Tegnell. En particulier la mortalité, comme nous l'avons vu plus haut, sans avoir atteints les sommets prédits par les modélisateurs d'Uppsala, a été très élevée (57,5/100 000 habitants), plaçant le pays à la fin de l'été au cinquième rang européen, derrière la Belgique (87,0), l'Espagne (66,5), le Royaume-Uni (63,1) et l'Italie (59,3), mais devant la France (47,3), des pays cependant qui avaient tous confiné, et parfois très strictement, leurs peuples. La Norvège et la Finlande, avec des taux respectivement de 5 et 6 décès pour 100 000 à la fin de l'été 2020, étaient deux pays voisins de la Suède qui avaient recouru à des semi-confinements peu contraignants, une approche en quelque sorte intermédiaire entre celle des Suédois et celle des Allemands ou des Suisses. Les deux pays ont enregistré parmi les plus bas taux de mortalité par Covid-19 de l'OCDE.

Avant même que le roi de Suède déplore les victimes de la Covid-19 lors de son message de fin d'année sur la chaîne de télévision publique suédoise SVT, Anders Tegnell a reconnu lui-même une erreur d'appréciation de son pays au sujet de la protection des personnes âgées, alors que son agence n'était pas en charge personnellement de la gestion du secteur médico-social. Lorsque les chiffres de mortalité se sont envolés, la stratégie suédoise a été questionnée dans la presse internationale et Anders Tegnell s'est trouvé sous forte pression. Le gouvernement suédois a proposé à plusieurs reprises à l'épidémiologiste de reprendre la main, s'il le souhaitait, mais il ne l'a pas demandé. Il s'est rendu compte de l'état d'impréparation et du manque de formation et d'équipement de protection des personnels en charge des maisons de retraite, endossant souvent des emplois précaires et sous-payés, peu qualifiés. Les fautes en matière d'hygiène y étaient nombreuses et ont été fatales à beaucoup de résidents. Un problème rencontré dans de nombreux pays développés, comme par exemple la région de Melbourne en Australie durant les mois de juin et juillet 2020 (voir p. 109). C'est une leçon extrêmement importante que devront retenir tous les pays, car une bonne part de la mortalité par Covid-19 semble être évitable par la mise en œuvre plus stricte des dispositions de prévention dont on sait aujourd'hui l'efficacité (en particulier l'encadrement des visites extérieures, la constitution de bulles sociales restreignant les réseaux de contacts, l'usage du masque systématique par tous les personnels, le respect de la distance physique, l'hygiène des mains, la ventilation des locaux).

J'ai pu longuement discuter avec Anders Tegnell de tout cela. Il partage tout à fait l'analyse que, dans le fond, la Suède a eu une approche similaire à celle des autres pays européens, en se confinant très tôt et de façon très significative. Mais, ce que j'appellerais en Suède un *auto-confinement* n'a jamais nécessité d'intervenir par la force de la loi. Ce n'est pas entièrement vrai, puisque les écoles secondaires et les universités ont été fermées et les rassemblements limités à moins de cinquante personnes. Et même, pour faire appliquer une telle disposition, le gouvernement ne disposait pas d'un cadre législatif lui permettant de verbaliser les contrevenants. Aucun état d'urgence sanitaire n'est d'ailleurs prévu par la constitution. Le pays aurait pu probablement s'adapter dans la précipitation comme bon nombre de pays européens, mais cela n'a seulement pas semblé nécessaire. Anders Tegnell convient aussi qu'ils auraient pu et dû agir plus vite vis-à-vis des personnes âgées institutionnalisées. Mais ils ont identifié trop tardivement la nature du problème. C'est probablement l'un de ses plus vifs regrets. Mais la Suède reste l'un des rares pays à avoir fait à ce sujet son autocritique et exprimé publiquement ses regrets vis-à-vis des problèmes qu'elle a rencontrés. Les autres pays ayant souffert d'une forte mortalité par habitant ont probablement commis des erreurs voisines, mais ils ne l'ont pas reconnu et peut-être seulement pas analysé.

Divergences

Il y a deux points sur lesquels nous divergions encore à la fin de l'été, Anders et moi. Il s'agit du recours précoce aux tests et de l'intérêt des masques.

Le premier point est de nature historique pourrait-on dire, car il porte sur notre responsabilité à nous, les épidémiologistes, de ne pas avoir « cru » assez tôt à l'efficacité des tests rtPCR pour accompagner le contrôle de la pandémie. La Suède a en effet très peu testé au début de la première vague, comme la France d'ailleurs. Mais pour Tegnell ce n'est pas par manque de volonté. Il affirme – après coup – qu'il aurait voulu tester beaucoup plus massivement mais qu'il a manqué de matériels, écouvillons, réactifs, et d'une logistique ad-hoc. L'argument de la pénurie. Pris par l'urgence comme tous ses voisins européens, il n'aurait pas été en capacité de tester comme il l'aurait voulu. Les Allemands ont pourtant réussi, or ne manquaient-ils pas eux aussi de tests, de réactifs, d'écouvillons et de logistique ? Didier Raoult affirmait tôt dans la pandémie que c'était une question de volonté. Si je suis loin de partager toutes les affirmations du savant de Marseille, force est de constater que la région Provence-Alpes-Côte-d'Azur a beaucoup plus testé que le reste du pays, et le taux de mortalité de la région était, à la fin du confinement, plus proche de ceux de la Suisse ou de l'Allemagne que de celui du reste de l'hexagone. Si quand on veut on peut… alors je pense que Tegnell n'a pas assez *voulu* tester, car sinon il aurait probablement *pu*, lui aussi.

Le second point de divergence – et qui le demeurait encore à la fin de l'été 2020 – portait sur l'usage et l'efficacité des masques par le grand public et plus généralement sur la reconnaissance du rôle des aérosols dans la transmission du SARS-CoV-2. La Suède, comme la plupart des pays nordiques, n'avait pas promu le port du masque au cours de l'été ni dans les transports publics, ni dans les magasins, ni bien entendu dans les rues. Aucune obligation, aucune recommandation forte non plus, avec pour résultat que seule une faible proportion de la population sortait masquée. En fait, les autorités suédoises ne « croyaient » pas à l'efficacité des masques. Tegnell pensait même qu'ils pouvaient s'avérer contre-productifs, donnant l'illusion que l'on pourrait s'affranchir des autres mesures barrières comme la distance physique ou le lavage des mains, plus importants à ses yeux. Par ailleurs, Tegnell répétait à l'envi, là aussi de plus en plus isolé dans la communauté internationale, qu'il n'y avait pas de preuves scientifiques solides pour justifier le port des masques par le public. Il était bien d'accord de l'intérêt des masques de protection pour les personnels de santé. Il n'était pas totalement convaincu, malgré l'hécatombe observée dans les maisons de retraite, de leur intérêt dans ces établissements, et dans les transports ou les magasins, il n'en voyait seulement pas l'intérêt. Pour ma part, je lui ai rappelé que l'on avait aussi objecté le manque de preuve d'efficacité, voire le rôle contre-productif des préservatifs dans la lutte contre le VIH, au début de la pandémie de sida, et que l'on n'aurait probablement jamais de preuve expérimentale de l'efficacité des masques dans le public. Il sera difficile de conduire des essais randomisés à ce sujet aujourd'hui en particulier. Et puis enfin, pourquoi diantre ces masques ne seraient-ils utiles qu'entre les soignants et leurs patients et pas entre les commerçants et leurs clients ? Il me semblait que malheureusement, les Suédois faisaient là une lourde erreur, et d'ailleurs, pour tenter d'enrayer une deuxième vague, les autorités suédoises allaient opérer, à la fin de l'année 2020, un tournant dans leur stratégie, en recommandant désormais – sans le rendre obligatoire – le port du masque dans les transports publics.

Convergences

Au total, je retiendrai du charismatique et talentueux Anders Tegnell, sa conviction inébranlable que les approches participatives et responsabilisantes du citoyen sont les seules acceptables, efficaces et possibles pour lutter dans la durée contre la pandémie de Covid-19. Elles s'inscrivent dans une culture très partagée par les autres peuples nordiques et germaniques d'Europe. Nous n'avons cessé d'en faire la promotion en France, en Espagne et dans le reste de l'Europe, même si l'on ne transpose pas une culture nordique dans des pays latins en quelques semaines ou mois. D'ailleurs les études publiées comparant les modalités de confinement ne semblent pas montrer beaucoup de valeur ajoutée au confinement strict sur le semi-confinement (suisse ou allemand) ou l'auto-confinement (suédois, japonais ou taïwanais) en termes de contrôle épidémique. L'objectif du confinement est de réduire le nombre d'interactions sociales et donc le taux de reproduction (R) de l'épidémie et sa propagation sur le territoire. On peut confiner « à la Chinoise » (on pourrait tout aussi bien dire « à l'Indienne » ou même « à l'Australienne » ou « à la Française »), c'est-à-dire avec force de loi assignant les citoyens à leur domicile et en criminalisant les contrevenants. On peut aussi confiner « à la Suédoise », en faisant confiance à une population mature et informée, cela ne fait peut-être pas grande différence en termes d'efficacité sur le contrôle de la pandémie. Anders Tegnell avait réclamé que l'inventaire ne se fasse qu'au terme de la crise sanitaire, une fois la pandémie totalement contrôlée. Il restera à savoir ensuite le type de société dans laquelle nous souhaitons cohabiter, et à mesurer, outre l'efficacité sur la propagation du coronavirus, les effets collatéraux tant sociaux qu'économiques des différentes approches, qui ne sont finalement qu'un curseur placé sur l'échelle de la dureté du confinement.

16

Femmes masquées

Les inégalités entre les femmes et les hommes durant cette pandémie ont été frappantes à tous les niveaux. Sur le plan sanitaire, les femmes sont parties avec un avantage. Bien que plus souvent exposées au virus que les hommes, elles se sont montrées moins à risque qu'eux, en termes de complications, d'hospitalisation pour formes sévères et de décès. Une équipe chinoise a montré sur une série de plus de 300 personnes infectées que, dans les formes sévères, les femmes avaient des taux d'anticorps plus élevés que les hommes. Les essais cliniques des médicaments comme des vaccins excluent souvent les femmes sous le prétexte de les protéger en évitant ainsi tout risque pour leur fœtus si elles étaient enceintes sans le savoir au moment de la vaccination. Parfois, on entend l'argument que l'inclusion des femmes rendrait trop complexes les analyses ultérieures, en raison « de leurs fluctuations hormonales atypiques ».

Tout cela n'est pas nouveau et concerne toute la recherche clinique depuis des décennies. Même en 2015, lors d'un essai clinique sur le « Viagra féminin », sur vingt-cinq patients inclus, seuls deux étaient des femmes! Dans un rapport du Council on Foreign Relations, il est rappelé que les femmes sont plus souvent que les hommes en charge des malades, tant dans le système de santé que sur le plan familial. Elles sont alors inégalement rétribuées ou indemnisées. Mais ce sont surtout les hommes qui prennent les décisions pour la gestion des crises sanitaires, puisque 72 % des responsables de la santé publique dans le monde sont des hommes. On avait constaté que durant les récentes crises sanitaires causées par le virus Ebola en Afrique de l'Ouest, de nombreux centres de santé chargés de la mère et de l'enfant avaient été fermés en raison de la réorientation des ressources sur la lutte contre l'épidémie. En conséquence directe, la mortalité maternelle avait augmenté de 70 % dans ces régions qui déjà enregistraient parmi les taux de mortalité maternelle les plus élevés du monde.

Sur le plan social, une enquête conduite par des chercheurs de l'École Polytechnique Fédérale de Lausanne auprès de 6 919 personnes résidant en Suisse a montré que les femmes avaient été plus nombreuses que les hommes à perdre leur emploi en raison de la crise sanitaire de 2020. Les femmes travaillant dans le secteur médico-social se sont senties plus utiles durant la crise, mais auraient souhaité recevoir une compensation pour leur travail, notamment sous la forme de jours de récupération ou de congés. 50 % des femmes interrogées ont indiqué avoir été en charge exclusive de l'école à la maison (contre 10 % des hommes).

Les pays dirigés par des femmes ont enregistré de meilleurs résultats vis-à-vis de la gestion de la crise de la Covid-19 selon une étude conjointe menée par le Center for Economic Policy du World Economic Forum. La première ministre néo-zélandaise, Jacinda Andern, brillamment réélue en octobre 2020, a déclaré dès le 8 juin son pays « exempt de virus » et a pu lever la plupart des restrictions mises en œuvre pour lutter contre la pandémie. Taïwan, un pays de vingt-cinq millions d'habitants dirigé par une ancienne avocate nommée Tsai Ing-Wen, n'avait à déplorer que sept décès fin décembre 2020. L'Islande, une île également gouvernée par une Première Ministre femme, ne déplorait à la fin décembre 2020 que vingt-huit décès par Covid-19 pour une population de 357 000 habitants. La Finlande, administrée par la plus jeune cheffe de gouvernement du monde, Sanna Marin, 34 ans, enregistre aussi l'un des taux de mortalité les plus bas d'Europe. L'Allemagne et le Danemark, tous deux dirigés par des femmes, avaient, à la fin du premier confinement, des taux de mortalité par Covid-19 similaires et 4,5 fois plus bas que ceux de la France, six fois inférieur à celui du Royaume-Uni et plus de huit fois plus bas que ceux de la Belgique. Dans le rapport cité plus haut, figure une analyse systématique des 194 États membres de l'OMS qui indique que les 19 pays dirigés par des femmes présentent des résultats « systématiquement et significativement meilleurs » concernant la gestion de la crise liée à la première vague de Covid-19.

Les femmes dirigeantes ont su freiner plus rapidement la courbe épidémique et enregistrer deux fois moins de décès que les pays dirigés par des hommes. Les pays dirigés par les femmes ont fermé leurs frontières plus précocement. Les deux chercheuses auteures du document analysent ces différences en avançant comme hypothèse que les femmes dirigeantes auraient une plus grande aversion au risque que les hommes, lorsqu'il s'agit de santé et de vie humaine mettant moins en balance le risque économique. D'autres travaux suggèrent que pour accéder au pouvoir, les femmes auraient eu à développer de plus grandes compétences en termes de communication que les hommes, un atout précieux dans la gestion de crise.

Dans une autre analyse publiée le 29 juin 2020 par le site *The Conversation*, Kate Maclean (professeure en développement international à Newcastle au Royaume-Uni) évoque le fait que les femmes dirigeantes ont un style de leadership plus collaboratif et démocratique que les hommes, prenant des contre-exemples de piètre performances observées au Royaume-Uni, aux États-Unis ou au Brésil où les leaders (mâles) plus populistes ont adopté un ton et un discours résolument hyper-masculins et autoritaires.

Sur le plan de la recherche scientifique, les femmes ont aussi été pénalisées par rapport aux hommes. Entre 2019 et 2020, selon Megan Frederickson de l'Université de Toronto, les femmes ont vu leur production scientifique augmenter de 2,7 % contre une progression de 6,4 % chez les hommes. Une autre étude montre que la position de première auteure, celle qui promeut les carrières des jeunes chercheurs, a été moins souvent octroyée aux femmes qu'aux hommes. Pour Megan Frederickson, l'origine du

> « *Aucune femme ne faisait partie de la composition initiale de la Task Force scientifique constituée de douze membres auprès du Président des États-Unis.* »
>
> Site internet de la Maison Blanche, 29 janvier 2020

phénomène réside dans le poids de la charge familiale pendant le confinement, plus lourd chez les femmes que chez les hommes. Les mêmes hommes, selon une étude de l'Université Stanford, avaient 4 fois plus de chances d'avoir des partenaires s'occupant uniquement de leur foyer que leurs homologues féminines.

Une étude du Conseil Supérieur de l'Audiovisuel sur la présence des femmes à la télévision et à la radio françaises (réalisée au premier semestre 2020 à partir de près de cent heures visionnées totalisant environ 3 000 intervenants) montre une sous-représentation de celles-ci (41% alors qu'elles représentent 52 % de la population). Cette sous-représentation féminine n'affectait pas les aides-soignantes ni les infirmières intervenant dans ces émissions, à la différence des pharmaciennes (40 % contre 60 %) et des femmes médecins (27 % contre 46 %).

> « *À titre personnel, depuis le début, et parce que j'ai été présente assez tôt sur la scène médiatique, je fais face à un déchaînement de commentaires sexistes, humiliants et très injurieux.* »
>
> Karine Lacombe, médecin infectiologue, hôpital Saint-Antoine, 24 décembre 2020[1]

On voit donc que dans presque tous les domaines de la vie sociale et politique, mais aussi dans le domaine de la vie et de la réussite professionnelles et en particulier celui de la recherche médicale, les femmes ont été masquées devant les hommes qui ont reçu ou accaparé plus souvent la lumière que leurs homologues. Il faudra sans doute plusieurs années pour en mesurer les conséquences tant en termes sanitaires que de carrières dans nos sociétés qui avaient cherché ces dernières années à combler ces inégalités de genre.

17

La ronde des enfants

> « *Les enfants attrapent la grippe, mais pas ce coronavirus. [...] J'ai demandé à des dizaines de médecins [en Chine] : avez-vous pu observer des chaînes de transmission où un enfant était le cas index ? La réponse a toujours été non.* »
>
> Bruce Aylward, médecin et épidémiologiste, co-chef de la mission OMS-Chine, 4 mars 2020[1]

Au retour de leur mission en Chine, fin février 2020, les experts de l'OMS déclaraient que les enfants ne jouaient pas de rôle important dans la transmission de la Covid-19 (seuls 2,4 % de l'ensemble des cas rapportés par les Chinois avaient moins de 19 ans). Prudent cependant, Bruce Aylward, le chef de la mission conjointe, précisait dans un entretien au *New York Times* peu après la remise de son rapport qu'il recommandait tout de même la fermeture des écoles pour éviter la multiplication des contaminations, car « on ne doit pas jouer avec la santé des enfants ».

Les enfants ne jouent aucun rôle, donc... on ferme les écoles !

La question du rôle des enfants dans la transmission de la Covid-19 allait devenir avec celles des voies de transmission du virus, du port du masque ou des traitements, parmi les questions les plus débattues entre experts durant les premiers mois de cette pandémie. La plupart des pays allaient fermer leurs écoles à la mi-mars 2020 au cours du confinement de la première vague (sauf la Suède qui a laissé ses écoles primaires ouvertes avec une présence constatée de plus de 80 % des élèves). Les connaissances allaient beaucoup évoluer au cours des mois. Un élément qui ne bougera cependant pas concerne la bénignité de la maladie chez les jeunes : les enfants ne représentent pas un groupe à risque de complications graves et de mortalité dues au SARS-CoV-2. En revanche, plusieurs travaux ont montré de façon convergente que la charge virale chez l'enfant peut être similaire à celle des adultes. Une étude d'une équipe de Zürich, postée sur internet dès la fin de l'été 2020, a même montré que la prévalence des anticorps contre le SARS-CoV-2 chez les enfants de 6-9 ans est plus élevée que chez les plus âgés. Selon une vaste analyse conduite en Inde par des chercheurs de Princeton, les enfants de 1 à 14 ans représentent le groupe d'âge où la transmission est la plus élevée de la population.

Si ces études sont aussi affirmatives, pourquoi a-t-on tant entendu que les enfants jouaient un rôle mineur dans les chaînes de contamination ? En fait, de nombreux biais auraient affecté les premières études, notamment chinoises, au sujet des enfants. Dans l'urgence et la panique créée par l'émergence épidémique, les cas les plus sévères étaient plus enclins à être testés que les cas bénins. Or les enfants ne présentaient quasiment que des formes bénignes de l'infection par ce nouveau coronavirus, lorsqu'elles n'étaient pas seulement asymptomatiques. Par ailleurs, les frottis nasopharyngés peuvent aussi être sujets à des résultats faussement négatifs, en particulier lorsqu'ils ne sont pas réalisés de manière appropriée ou que l'écouvillon ne va pas suffisamment loin dans les fosses nasales et dans le pharynx. Ce prélèvement est, sinon douloureux, du moins très inconfortable, et est donc plus facile à réaliser chez l'adulte. Et chez les enfants de moins de 6 ans, il n'est quasiment pas faisable. Tous ces éléments ont pu concourir à minimiser initialement le rôle des enfants dans la transmission de la Covid-19.

Dans le cas de la grippe, on sait que les enfants jouent un rôle majeur dans sa transmission. Plus de la moitié des cas de grippe saisonnière enregistrés par le réseau Sentinelles de l'Inserm en France ont moins de vingt ans. Nous avions montré l'impact de la fermeture des écoles lors des vacances d'hiver en France dans une étude publiée dans la revue *Nature* en avril 2008. La France a organisé une rotation par zone académique des vacances d'hiver qui est presqu'aléatoire. Comparer entre les zones académiques l'impact des vacances d'hiver sur la grippe relevait donc presque de la méthodologie expérimentale de l'essai randomisé. Eh bien lorsqu'une épidémie de grippe coïncide avec une zone située en pleine vacances scolaires, les taux d'attaque grippale régressent dans la population (d'un facteur de l'ordre de 15 % à 20 %) et, de plus, la mortalité par grippe des séniors s'en trouve aussi diminuée. Les vacances des enfants pendant une épidémie de grippe permettent d'éviter des décès chez leurs grands-parents ! Cet argument justifie pleinement la fermeture des écoles en cas de pandémie… de grippe ! À l'époque de la publication de ces résultats, nous étions sans le savoir à la veille de la pandémie de grippe d'origine porcine H1N1, venant du Mexique.

Une autre étude publiée un an plus tôt (2007), avait mesuré l'impact de mesures dites non pharmaceutiques (qu'on appelle aujourd'hui « confinement »), mises en place aux États-Unis lors de la pandémie de 1918-19, appelée improprement *grippe espagnole*. Là aussi, nous avions affaire à une quasi-expérience. Certains États avaient mis en œuvre un arsenal de mesures de confinement, incluant la fermeture des écoles mais aussi des bars et restaurants, la limitation des rassemblements, etc… D'autres États étaient restés plus libéraux sans imposer de confinement à leur population ou en mettant en place des mesures partielles et de courte durée. Les chercheurs ont comparé la mortalité en excès par grippe et pneumonie dans 43 villes des États-Unis entre septembre 1918 et février 1919 (c'est-à-dire durant la deuxième vague pandémique). La conclusion ? Les villes laxistes, en particulier celles qui n'avaient pas fermé leurs écoles, avaient enregistré près de deux fois plus de décès que celles qui avaient instauré un confinement strict et prolongé (environ six mois).

La scolarité est un droit fondamental des enfants

On sait cependant que fermer les écoles primaires a un impact très important, outre sur l'acquisition des savoirs et de l'éducation, sur les risque de creusement des inégalités des chances aussi, sur l'alimentation équilibrée et saine des enfants lorsqu'ils prennent à la cantine leurs repas les plus riches, et enfin sur la vie économique et sociale d'un pays. La moitié de la force de travail concernée se trouve contrainte à rester chez elle, sans la possibilité de télétravailler, afin de garder les enfants à domicile. La question de l'intérêt de la mesure dans le cas de la Covid-19 était donc d'importance.

Si les enfants jouaient un rôle important dans la transmission, alors il devenait capital de fermer les écoles, précocement et durablement en cas de vagues ultérieures. S'ils jouaient un rôle mineur, alors les écoles pouvaient rouvrir sans risque. Seule la Suède, en Occident, a maintenu ses écoles primaires ouvertes pendant la première vague de la pandémie. Il ne s'en est pas suivi un encombrement massif des hôpitaux et la Suède n'a pas vécu une hécatombe, ni chez les enseignants ni chez les enfants lors de la première vague, même si la mortalité des séniors y a été beaucoup plus élevée que dans les pays nordiques voisins ayant fermé ses écoles.

Ainsi, la plupart des pays européens ont suivi le modèle suédois à la rentrée scolaire de septembre 2020 en dépit de la circulation de plus en plus active du virus auprès des enfants. Sans trop le dire explicitement, car le modèle suédois était dénigré par presque tous les experts de la planète (voir p. 117). Les enfants de tous âges ont donc repris le chemin de l'école, cahin-caha car les premiers clusters n'ont pas tardé à survenir, les enfants de moins de 11 ans ne portant pas de masques dans la plupart des pays européens, au moins au début de la deuxième vague, dans des classes mal ventilées et bondées. Plus de 2000 classes étaient déjà fermées moins d'un mois après la rentrée scolaire en France, alors même que la deuxième vague n'avait pas encore redémarré, une vague épidémique de Covid-19 étant définie comme l'augmentation exponentielle du nombre de cas et de décès. À part en Espagne, où les chiffres ont grimpé un peu plus rapidement, la mortalité journalière par Covid-19 est restée en septembre partout en Europe de l'Ouest à des niveaux proches de ceux observés à la sortie du premier confinement (mi-mai).

Les enfants jouent un rôle dans la transmission, donc… on rouvre les écoles !

À la fin de l'été 2020, les réponses aux questions que l'on se posait quelques mois plus tôt semblaient plus claires : les enfants participent autant si ce n'est davantage à la transmission communautaire de ce nouveau coronavirus, comme ils le font de tous les virus respiratoires connus. Les enfants rassemblés en classe représentent probablement un haut lieu de transmission du coronavirus pour plusieurs raisons. On ne peut pas leur imposer facilement le respect de la distanciation physique. Ils se retrouvent dans des salles de classe peu ou pas ventilées, en grand nombre. Ils parlent fort, chantent et crient plus souvent que les adultes. Leur hygiène des mains est plus difficile à faire respecter.

Le port des masques chez les enfants n'était pas entré dans les mœurs occidentales en septembre 2020, ni même recommandé par l'OMS avant l'âge de onze ou douze ans. Sauf en Asie où il était fréquent de le voir porté à partir de deux ou trois ans. La Société Américaine de Pédiatrie les a recommandés dès l'âge de deux ans dès la fin de l'été 2020. Or les locaux de l'Éducation nationale souffrent souvent de vétusté et de manque de maintenance. Devant la recrudescence de l'épidémie, incontrôlable début novembre, les petits Français ont dû le porter à l'école dès l'âge de 6 ans, école restée ouverte durant le deuxième confinement.

Il est difficile en pratique d'assurer une ventilation appropriée dans les salles de classe, car cela exigerait un renouvellement complet de l'air des salles de classe si ce n'est six fois par heure, au moins deux ou trois fois. Des solutions ont été préconisées pour traverser la saison froide 2020-21 plus sereinement dans les écoles. Elles combinent l'installation de purificateurs d'air lorsque les ventilations mécaniques contrôlées ne permettent pas un renouvellement satisfaisant de l'air, avec l'utilisation de capteurs de CO_2, pour vérifier la qualité de l'air, et un plus grand recours aux activités extérieures, par exemple pour les repas, le sport ou les excursions.

18

La jeunesse trahie

> « *La pandémie inflige de multiples chocs aux jeunes. Non seulement elle détruit leurs emplois et leurs perspectives d'emploi, mais elle compromet aussi leur éducation et leur formation et, au final, a de graves répercussions sur leur bien-être mental.* »
>
> Guy Ryder, Directeur Général de l'Organisation internationale du Travail (Genève), 20 août 2020

Comment osez-vous ?

Depuis plusieurs mois, avant l'irruption de la crise sanitaire dans nos vies, couvait un différend entre la jeune génération et les aînés. Le mouvement avait pris une dimension internationale. Il était incarné par Greta Thunberg, cette jeune Suédoise qui, dès l'âge de 15 ans, protesta devant le parlement de son pays, se rendit en 2018 à Katowice, en Pologne, pour la COP24, la conférence internationale sur le changement climatique, puis traversa l'Atlantique sur un catamaran de course pour rejoindre le siège des Nations Unies à New York qui lui ouvrit une tribune fin 2019 lors d'un sommet sur le climat. Celle que l'on surnomme parfois «*How dare you?*» (Comment osez-vous?) a lancé un mouvement de jeunes collégiens et lycéens activistes faisant grève pour le climat et la planète tous les vendredis.

Des manifestations se sont déroulées sur tous les continents mobilisant de très nombreux jeunes. Les politiques de tous bords ont dû tenir compte de ces protestations, de leur expression pacifiste, et des signaux émis d'un profond malaise de la jeunesse. Une jeunesse qui se sentait trahie à la veille d'une pandémie qui, si elle ne doit peut-être rien au changement climatique, pourrait bien être l'expression de changements globaux, de désordres écologiques et démographiques, bref, de la surpopulation et de l'incurie rapprochant indûment des espèces sauvages des humains. Trahison d'une génération qui ne peut plus s'autoriser à rêver une vie meilleure que celle de ses parents. Trahison d'une génération qui héritera d'une planète surchauffée, aux océans acidifiés et pollués, à l'air vicié lorsqu'il n'est pas juste irrespirable, aux sols surexploités et ravinés par des événements climatiques de plus en plus extrêmes et fréquents. Trahison d'une génération qui doit s'attendre à supporter le poids d'une lourde dette contractée par des aînés insouciants, repus et dont la vieillesse se prolonge insolemment. Trahison d'une génération qui se voudrait solidaire et généreuse mais qui découvre des parents souvent égoïstes, sexistes, populistes et parfois même racistes.

C'est forte de ces perspectives déprimantes de la fin 2019, que la jeunesse s'apprêtait à vivre l'émergence du nouveau coronavirus. Un virus qui par chance semblait épargner la jeune génération, comme un signe du ciel pour ne pas alourdir encore une addition au goût déjà bien amer et en tout cas trop salé. Un virus « qui épargne les jeunes », vous avez bien lu ? Mais voulons-nous rire ? Ou plutôt pleurer... Non, le tribut que l'on demande aux jeunes pour cette pandémie, qui se réglera à la fois cash et en paiement différé, sera en réalité colossal.

Tout à perdre, sauf la vie

Les jeunes avaient tout à perdre avec cette pandémie, sauf la vie, peut-être. Ils ne risquaient en effet pas d'en mourir pour l'immense majorité d'entre eux, cela est un fait acquis avec l'expérience des premiers quatre-vingt-dix millions de cas rapportés. Avant l'âge de cinquante ans on ne meurt quasiment pas d'une infection par ce coronavirus, sauf en cas de très lourdes comorbidités. Il reste encore des inconnues concernant les formes prolongées de l'infection, ou post-infectieuses, mais en termes de sévérité conduisant à l'hospitalisation et parfois au décès, cette infection représente le plus souvent chez les moins de 50 ans une assez banale infection respiratoire virale, plutôt moins grave que la grippe. Il en est tout autrement après. Entre 50 et 70 ans, une tranche d'âge où plus de la moitié souffre de comorbidité (hypertension, diabète, surpoids), la maladie devient aussi grave que le SRAS qui fauchait la vie de 10 % des contaminés. Et après 70 ans, la Covid-19 devient une maladie aussi redoutable qu'Ebola en Afrique, avec des taux de mortalité de 30 % à parfois plus de 50 %.

Mais chez les jeunes, ce sont les effets collatéraux de la lutte contre la pandémie qui sont colossaux. On peut entendre – même si je tenterai de montrer pourquoi c'est un raisonnement discutable – que certains d'entre eux estiment que les mesures prises sont disproportionnées avec les bénéfices qu'ils peuvent espérer en attendre. On demande à la jeunesse de rester chez elle, à un âge où l'on aime s'amuser hors de chez soi. On interdit aux jeunes d'aller en discothèques, alors que les publics de ces établissements sont essentiellement des moins de 50 ans. On recommande aux jeunes de ne pas aller dans les bars et les restaurants, que l'on ferme parfois, or ce sont des lieux justement fréquentés par ces classes d'âge.

Les jeunes ont respecté le premier, puis le deuxième confinement, de mars puis de novembre 2020, sans contester, sans enfreindre les réglementations particulièrement tatillonnes dans certains pays, comme la France, lorsqu'elles limitaient les sorties. Les étudiants ont dû bien souvent troquer leur vie scolaire ou universitaire pour l'enseignement à distance. Les stages à l'étranger ont été proscrits. Les lieux d'apprentissage professionnels ont été beaucoup plus difficiles à trouver, sans parler de l'emploi, atone depuis l'automne 2020. Les années de césure, les tours du monde, les vacances aux antipodes, tout cela bien sûr a été totalement interdit par les mesures fortes prises début 2020 et non rétablies pour la plupart un an plus tard.

Au milieu de l'été, les jeunes ont souvent été accusés d'avoir opéré un déconfinement débridé, un abandon inconscient des gestes barrières. On les rendait responsables du rebond épidémique. Ce n'est probablement pas faux, mais il faut avouer qu'ils n'ont fait que profiter des droits élémentaires qui leur étaient restitués. Mieux, ils se sont faits massivement tester aux moindres symptômes si l'on en croit le succès des tests rtPCR pratiqués en Europe de l'Ouest durant tout l'été et la distribution d'âge des résultats positifs. Lorsqu'ils étaient positifs, c'est-à-dire porteurs du virus et potentiellement contagieux, ils se sont alors auto-confinés pour la plupart, au moins partiellement.

Les études le préciseront peut-être un jour, mais je doute qu'un jeune testé positif se soit précipité pour aller embrasser ses parents ou ses grands-parents dans les jours qui ont suivi le résultat. Ces tests ont donc bien dû avoir un rôle vertueux, leur rappelant les bénéfices de l'isolement pour leur entourage, au moins à risque.

> « *Il est essentiel que les jeunes puissent faire entendre leur voix pour apporter une réponse plus inclusive à la crise de la Covid-19.* »
>
> Rapport « Les Jeunes et la Covid-19 », Organisation internationale du Travail, 11 août 2020

Ils seront fiers d'eux-mêmes

On a beaucoup demandé d'efforts aux jeunes pendant cette pandémie qui ne les concernait finalement pas tellement. Ils n'avaient pas peur d'un virus qui, dans l'immense majorité des cas, ne leur ferait aucun mal, mais ils ont massivement et généreusement accepté tous ces efforts pour protéger leurs aînés. Ils savent cependant un peu confusément encore qu'ils n'ont pas fini d'en payer l'addition. L'emploi risque bien de ne pas revenir d'un coup de baguette magique au lendemain de la pandémie. Quand sera ce lendemain d'ailleurs ? Un an après son commencement, ils ne le savaient toujours pas.

Les économies de nombreux pays sont exsangues, la pauvreté s'est accrue, les acquis des dernières décennies en de nombreux domaines risquent de se voir menacés. Toutes les mesures sanitaires ont été consenties parce qu'imposées à la suite d'avis d'experts et de décideurs souvent cinquantenaires eux-mêmes, quand ce n'était pas soixantenaires, voire plus âgés encore. Tout cela aura au moins servi à protéger des seniors et souvent des seniors très âgés. Les jeunes en seront fiers demain. Ils pourront se regarder dans la glace en 2030 ou en 2040 et se dire : nous n'avons pas fléchi, nous avons tout fait et tout donné, sans compter, pour tenter d'éviter que nos parents et nos grands-parents contractent ce foutu virus.

Génération Covid-19

Chaque génération ne se sent-t-elle pas souvent lésée par rapport à la précédente ? Ce discours n'est-il pas régulièrement entretenu par les deux groupes de la population ? D'une part, les anciens dépeignent avec un certain romantisme leur propre jeunesse qui ne sera plus et qui était forcément plus belle et plus intéressante que celle d'aujourd'hui. Cela leur met peut-être un certain baume au cœur de se sentir les derniers privilégiés, passés juste avant la fermeture de la barrière. D'autre part, les jeunes, bercés de telles illusions depuis leur enfance, découvrent petit à petit l'état de la planète dont ils seront les héritiers.

> « *À l'heure où le monde cherche à mieux se reconstruire, nous devons assurer l'accès prioritaire des jeunes à l'éducation, aux outils et aux services dont ils ont besoin pour réaliser leur plein potentiel.* »
>
> Fonds des Nations Unies pour la Population, 12 août 2020[1]

Mais la réalité n'est-elle pas plus contrastée ? Toutes les générations n'ont-elles pas aussi leur lot de déceptions, de souffrances et de difficultés ? Celle qui a connu deux guerres mondiales successives. Celle des baby-boomers qui a connu les guerres d'Algérie et d'Indochine. Le Vietnam pour les Américains. La crise du pétrole de 1974, puis les crises économiques, les attentats terroristes et les plans Vigipirate ont par la suite émaillé la vie quotidienne des générations suivantes. La génération qui avait 20 ans au moment de l'arrivée de la pandémie du Sida dans les années 1980 n'a-t-elle pas vu avec nostalgie siffler la fin de la récréation sexuelle que s'étaient octroyé leurs parents ?

La génération Covid-19 aura peut-être à cœur de contribuer à faire repartir le monde sur de nouvelles bases, sur un nouveau contrat social, nouant de nouvelles relations peut-être plus respectueuses de la planète, l'environnement, la démocratie et la santé publique.

Qui vivra verra !

19

Les soignants applaudis du balcon

> *C'est très préoccupant car ce collègue n'avait à notre connaissance pas de problème de santé particulier. C'est un choc. Et ce n'est qu'un premier cas. Il y aura d'autres morts parmi les soignants.*
>
> Délégué hospitalier anonyme, hôpital de Compiègne, 23 mars 2020[1]

Stress, anxiété, dépression, insomnie

Le rituel se répétait tous les soirs à 20 heures. À Genève et dans beaucoup d'autres endroits dans le monde, chacun sortait à son balcon pour aller applaudir les personnels soignants. On entendait trop souvent le hurlement inutile de la sirène d'une ambulance qui se dirigeait vers l'hôpital. Inutile parce que les rues étaient désertes. Certains ont pu sympathiser avec leurs voisins de balcon durant ces quelques instants de solidarité qui faisaient autant de bien à ceux qui y participaient qu'aux soignants exposés à la pire épidémie de leur carrière. Chacun recevait ces applaudissements comme le battement du métronome qui permet au musicien de garder le rythme. On louait les soignants pour leur courage, comme les soldats pendant la guerre, tous ceux sur le front qui se battent pour notre liberté.

Bien sûr, le système de soins repose sur une chaîne humaine qui dépasse le premier cercle des soignants. Sans le standard téléphonique, l'accueil, les équipes de nettoyage, de sécurité, l'administration de l'hôpital, la pharmacie, l'informatique hospitalière, le personnel en cuisine, les techniciens de tous métiers, cette ville grouillante qu'est l'hôpital ne fonctionnerait pas. L'hôpital est souvent le plus gros employeur de la commune. Il tourne vingt-quatre heures sur vingt-quatre et sept jours sur sept. Lieu de soins, il est aussi celui des risques, infectieux bien sûr, surtout lorsqu'on y isole, concentre et cultive le virus mortel, cause de la pandémie. Mais un établissement souvent situé au cœur même de la cité est aussi porteur de risques de pollutions chimique et radiologique. Et d'autres risques dont on parle moins et que la direction, le management de l'hôpital connaissent bien : les risques psycho-sociaux.

On ne sort pas toujours totalement indemnes d'avoir pris en charge des personnes moribondes qui pour certaines d'entre-elles meurent malgré l'acharnement des soignants. Lorsqu'en plus c'est une personne que le soignant connaît, un collègue, s'ajoute au poids de la souffrance de son prochain, la douleur, l'émotion voire l'identification avec son ami ou son parent. La crise sanitaire a donné lieu à des études dans plusieurs pays du monde sur ce sujet. Certains ont raconté la peur au ventre d'attraper la « bestiole » en allant au travail, celle que l'on finit par ne plus vouloir nommer ou que l'on appelle en usant de termes empruntés à un jargon professionnel ou familier.

Il y a aussi le traumatisme qu'engendrent la souffrance et la mort. Différents fardeaux viennent s'y ajouter comme la culpabilité de risquer de contaminer son collègue, son ami, ses parents, son conjoint ou ses enfants. Le sentiment aussi de devenir un peu l'étranger partout où l'on va, rejeté, pestiféré. Celui dont on préfère qu'il se soit finalement décommandé lorsqu'on a invité le couple. Celui que les beaux-parents préfèreraient ne pas voir chez eux ce week-end. Le premier suspect lorsqu'un voisin dans l'immeuble est atteint ou si un cluster est identifié à proximité.

L'impression également de comprendre que l'on vit des moments extraordinaires, sans pouvoir en parler à l'extérieur, car à la maison ou chez les amis, on a envie de parler d'autre chose. L'incompréhension des proches, créée par la distance entre les la vie quotidienne du cocon familial et la sienne. Il y a aussi ces terreurs nocturnes qui vous réveillent parce que vous avez eu peur d'oublier une prescription ou d'administrer une dose erronée. Et qui s'accompagnent d'un malaise qui vous ronge et vous empêche de retrouver un sommeil qui pourtant aurait été réparateur. Malaise vis-à-vis des proches, des collègues qui sont au travail en ce moment même, sentiment de voler un instant de repos, de se dérober à sa tâche et son devoir, alors que la journée fut bien longue, les heures bien pénibles. Culpabilité aussi de se sentir perdre pied, de n'être pas à la hauteur de la tâche alors que le nouveau venu qui travaille avec vous et qui semblait si peu expérimenté semble fort comme un roc. Vous vous dévalorisez sans vous en rendre compte, vous vous reprochez de ne pas être fort.

Une étude conduite à Wuhan, en Chine pendant la vague épidémique de janvier-mars 2020 sur près de mille médecins, infirmiers et infirmières, a montré que 40 % d'entre eux présentaient des symptômes de dégradation de leur état de santé mentale, sévères dans un cas sur six. Une autre étude menée aussi auprès de trente-quatre hôpitaux de la région de Wuhan montrait que plus des deux tiers des soignants souffraient d'un état de stress élevé, 50 % rapportaient des symptômes dépressifs, presqu'autant de l'anxiété, un tiers des insomnies. Une troisième étude, conduite dans la province de Guangdong, identifiait des symptômes de dépression. Ces travaux montraient aussi l'importance des déterminants sociaux dans le risque psychosocial : moins le soutien social autour des personnels était élevé et plus lourds s'avéraient leurs symptômes, plus se dégradaient la qualité de leur sommeil, leurs niveaux d'anxiété et de stress.

> « *Ça fait maintenant quatre mois que j'ai quitté l'hôpital : j'ai retrouvé le sommeil, l'appétit et je ne crie plus sur mes enfants.* »
>
> Pédiatre anonyme des Bouches-du-Rhône, 11 octobre 2020[2]

La qualité de la réponse à la deuxième vague de la pandémie en France et dans les pays d'Europe avait été en partie liée à la capacité qu'avaient eu les systèmes de santé à soutenir la santé mentale de leurs personnels, notamment les soignants paramédicaux qui, à la sortie de l'été, montraient d'inquiétants signes de *burnout* généralisé. On n'avait pas tant manqué de médecins que d'infirmiers et infirmières formés aux soins intensifs. Les établissements hospitaliers avaient beaucoup tiré sur la corde durant la première vague, les pouvoirs publics aux économies exsangues n'avaient pu consentir que de maigres et symboliques efforts financiers pour les récompenser de leur héroïsme.

Mais le poids de la fatigue, du stress et des souvenirs pénibles de cette première vague étaient bien présents à l'entrée dans la saison froide, qui s'annonçait longue et usante. L'enchaînement des «plans blancs», des confinements et déconfinements a rogné les congés de certains, l'activité des autres. Les quarantaines posées sur de nombreuses frontières n'ont pas facilité les vacances prévues à l'étranger pour oublier un peu les turpitudes de la vie quotidienne. De graves pénuries de personnels soignants menaçaient jusqu'à la capacité du système de soins à répondre aux besoins de santé les plus essentiels de la population.

Le 11 octobre 2020, alors que la deuxième vague démarrait à peine, l'hebdomadaire *Le Point* rapportait les résultats d'une enquête conduite par l'Ordre national des infirmiers auprès de soixante mille infirmiers français, dont 57 % des répondants s'estimaient en situation d'épuisement professionnel, soit des chiffres de près du double de la situation avant le confinement. 37 % déclaraient vouloir changer de métier depuis la crise. Mi-juillet, l'Académie Nationale de Médecine avait également signalé le risque psycho-social chez les soignants. L'Organisation mondiale de la Santé l'avait fait pour sa part dans un communiqué à la fin août: «Les intervenants de première ligne qui travaillent sans relâche pour sauver des vies pendant la pandémie méritent de se reposer. Parlez à vos collègues ou à votre superviseur si vous pensez que vous êtes peut-être épuisé.». Les mêmes alertes ont été entendues en Suisse ou en Belgique. Les personnels soignants avaient désormais besoin d'un soutien plus fort que nos seuls applaudissements à 20 heures depuis notre balcon.

20

Bas les masques

> *« Le masque bleu, chirurgical n'offre aucune protection contre le virus, il ne protège de rien. »*
>
> Agnès Buzyn, ministre de la Santé, 26 janvier 2020

Les discours complaisants accompagnant la pénurie

« Les masques ne sont utiles qu'à l'hôpital. » ou encore « Le masque sert à protéger les autres quand on est malade, mais il ne protège pas les personnes saines. Il est donc inutile de porter un masque en permanence. » Ces discours ont été souvent entendus en France au début de la pandémie. Or, ils sont parfaitement contradictoires. En effet, à l'hôpital, le personnel soignant à qui il a été recommandé heureusement très précocement de porter des masques faciaux, n'était pas malade et cherchait donc bien à se protéger contre le virus. Il est clair que l'on ne disposait pas en mars 2020 de masques pour tout le monde, en particulier on pouvait redouter que le personnel soignant, le plus exposé au virus, n'en ait pas suffisamment pour travailler en toute sécurité.

On a alors assisté à un discours lénifiant et complaisant, porté grandement par les soignants eux-mêmes, incitant à ne pas porter de masques en public. Voyant qu'ils risquaient de ne plus pouvoir assurer leur travail dans des conditions de sécurité suffisante, de nombreux médecins sont montés au créneau plus ou moins consciemment pour affirmer que le masque était inutile, voire dangereux (tel le discours longtemps prévalent d'Anders Tegnell en Suède, qui soutenait qu'en procurant une fausse sécurité, les porteurs risquaient de négliger la distanciation physique ou le lavage des mains). On peut même dire que l'emphase, pour ne pas dire l'exagération des préconisations de désinfection et du lavage des mains, sont venues à l'appui de ceux qui cherchaient par tous les moyens à détourner l'attention du public des masques de protection.

Que disait la science en janvier et février 2020 à propos des masques de protection ? Evidemment pas grand-chose concernant le SARS-CoV-2 mais quand même, on avait appris beaucoup depuis le SRAS (dû, rappelons-le au SARS-CoV, un coronavirus très proche de celui responsable de la Covid-19). Des enquêtes épidémiologiques avaient montré lors de l'épisode du SRAS que les personnels soignants qui avaient porté rigoureusement des masques de protection n'avaient pas contracté l'infection. Les résultats étaient aussi probants vis-à-vis de l'efficacité des masques contre le SRAS en milieu hospitalier que du préservatif contre l'infection par le VIH lors de la pandémie de sida. Les masques sont testés en laboratoire pour leur propriétés filtrantes vis-à-vis des particules fines. Les masques FFP2, équipés d'un filtre électrostatique, ont montré une meilleure qualité de filtration en laboratoire que les masques chirurgicaux ou en tissu. À la suite de ces premiers travaux, il restait à comparer les masques entre eux en clinique. Plusieurs essais randomisés ont été réalisés en milieu de soins comparant l'efficacité des masques chirurgicaux et des masques FFP2. Ces essais qui ont confirmé l'efficacité clinique des deux types de masques, c'est-à-dire leur capacité à réduire le risque de transmission des virus respiratoires comme le coronavirus ou le virus de la grippe, n'ont en revanche jamais pu montrer de supériorité des masques FFP2 sur les masques chirurgicaux. Cette divergence de résultats entre les essais en laboratoire et les essais cliniques randomisés vient probablement du fait que les masques FFP2 sont plutôt inconfortables, il faut les changer toutes les trois ou quatre heures pour qu'ils ne perdent pas leurs propriétés électrostatiques. Malgré cela, ils restent très utilisés par les soignants, et restent recommandés chez ceux qui travaillent en soins intensifs ou lors de procédures invasives qui entraînent une forte aérosolisation des particules virales.

On disposait donc dès le début de la pandémie de solides niveaux de preuve pour recommander l'usage des masques chirurgicaux chez les soignants, pour qu'ils se protègent contre le virus, et comme on ne disposait pas de stocks suffisants pour toute la population, certains experts ont cru bon de rappeler que l'on n'avait aucune preuve de l'efficacité des masques contre le coronavirus pour le grand public. Et c'était exact. Il n'y avait ni enquêtes épidémiologiques probantes ni essais randomisés, donc aucune preuve formelle que cela marchait dans le public. « Pas de bras, pas de chocolat ! »

Au lieu de soutenir que ce qui fonctionnait entre un soignant et son patient devait a priori fonctionner aussi bien entre un boulanger et son client, eh bien non, on préférait rappeler que l'on ne disposait d'aucune preuve scientifique concernant l'usage des masques dans le milieu non soignant. Même les maisons de retraite n'ont pas bénéficié au début de la recommandation impérative du port du masque par les personnels en charge des personnes âgées, avec les dégâts que l'on connaît. C'est un peu, pour reprendre l'analogie du sida, comme si l'on avait soutenu, en raison de leur pénurie, que les études sur le préservatif n'avaient porté que sur les hétérosexuels et qu'on ne pouvait pas le recommander chez les homosexuels faute de preuve scientifique !

Très tôt, nous savions que nous allions manquer de masques. Par ailleurs, aux Hôpitaux Universitaires de Genève, nous avons réalisé dès janvier que nos masques chirurgicaux étaient produits à Wuhan. Nous redoutions donc de ne plus être approvisionnés sous peu, même pour nos soignants. Il était clair qu'il fallait assurer l'équipement de protection individuelle des soignants pour qu'ils prennent en charge dans de bonnes conditions de sécurité les patients infectés par le virus. Les soignants avaient payé un très lourd tribut à l'épidémie du SRAS et même au virus Ebola en Afrique pour ne pas renouveler ces tristes épisodes.

Préconiser le port du masque dans l'espace public semblait quelque peu irresponsable à beaucoup d'experts médicaux et c'était tout à fait audible, les soignants étaient de loin les personnes les plus exposées au nouveau virus émergeant, et on allait avoir beaucoup besoin d'eux durant les prochaines semaines si le tsunami de la Covid-19 devait déferler comme il l'avait fait en Chine. Même à Wuhan, les Chinois ont manqué de masques. Mais les Chinois ont un caractère inventif et débrouillard. Un jeune collègue de Wuhan m'a envoyé une vidéo d'une minute que j'ai immédiatement retweetée le 26 janvier nous apprenant à faire un masque avec un mètre de papier toilette et un peu de fil élastique. J'ai été traité d'irresponsable sur Twitter par un collègue que je ne connaissais pas, car je recommandais de faire des masques non normalisés qui risquaient de procurer une fausse sécurité à leurs utilisateurs...

En réalité, je ne recommandais pas d'utiliser ces masques de fortune en première intention, évidemment le masque chirurgical était le seul bénéficiant de preuves scientifiques de son efficacité, mais je souhaitais que les pouvoirs publics changent de discours et que les experts soient plus décomplexés à recommander à fabriquer soi-même son masque en période de pénurie. D'autres tutos ont circulé sur les réseaux sociaux avec du Sopalin, puis du tissu associés à des patrons pour ceux qui savent coudre. J'ai appelé (en vain) le groupe Hermès sur les réseaux sociaux pour qu'il produise et distribue des masques en tissu, à la suite de l'opération philanthropique de LVMH pour la production de gel hydro-alcoolique pour les soignants. L'agence française de normalisation AFNOR a fourni des recommandations pour fabriquer des masques en tissu aux normes de sécurité. Notre Task Force scientifique en Suisse a aussi proposé des normes. Cela allait ouvrir la voie aux couturiers et divers fabricants qui allaient par la suite rivaliser d'imagination pour produire des masques de plus en plus élégants et créatifs.

Les masques sont devenus les préservatifs de cette pandémie

Il fut rendu obligatoire ou fortement recommandé de les porter dans les transports publics presque partout dans le monde (sauf en Suède, jusqu'à l'intervention du roi Carl XVI Gustav, mi-décembre 2020), et de plus en plus aussi dans les lieux clos publics. La question des bars et des restaurants est restée épineuse, car il est difficile de boire et manger sans ôter son masque.

Les mêmes experts qui niaient l'intérêt du port du masque en public en mars sont ceux qui ont été par la suite les plus zélés à réclamer son port obligatoire en toutes circonstances. Certaines communes et métropoles françaises ont exigé dès l'été 2020 le port du masque dans la rue et dans tout l'espace public. Très peu de clusters, de contaminations avaient été rapportées en milieu extérieur après 80 millions de cas rapportés dans le monde à la fin de l'année 2020. Il y avait eu la Fête de la Musique à Paris

> « *Il y a la règle ABCD pour savoir quand porter le masque.*
> *A) c'est quand on est à risque, fragile ou âgé.*
> *B) c'est quand on est dans un lieu bondé comme une rue très fréquentée où le port du masque n'est pas obligatoire mais lorsque vous voyez que vous circulez difficilement entre les personnes, là il faut s'équiper du masque.*
> *C) c'est quand vous êtes dans un endroit clos avec d'autres personnes, et*
> *D) c'est quand la distance est impossible à gérer que vous ne pouvez pas garder de distance avec les personnes.* »
>
> Olivier Véran, neurologue et ministre de la Santé, 13 août 2020[1]

en juin, des manifestations sur la voie publique aussi dans de nombreux pays, mais lorsque le discours s'inverse, il est parfois difficile de faire revenir le curseur à une position plus médiane et plus raisonnable.

Parmi les discours des zélateurs et des moralistes, il y eut aussi la lutte contre le port inadéquat du masque. On reprochait aux gens de mal le porter, sous le nez notamment. Il semble qu'en milieu hospitalier, il était plus rare de voir des personnels soignants porter le masque en bavette lorsqu'ils pratiquaient des soins. Mais d'utiles discussions avec des experts du port du masque, notamment à UniSanté à Lausanne, m'ont convaincu, articles scientifiques à l'appui, qu'il était surtout important de recommander le port du masque à chaque fois que l'on se trouve en milieu clos, bondé et peu ventilé (en particulier au travail, dans les magasins, dans les transports publics, et j'ajouterais sur les plateaux de télévision, bien peu enclins à s'y soumettre). Il importe beaucoup moins de se préoccuper de la façon dont les gens mettent leur masque.

Le plus souvent le masque couvre quand même la bouche et donc prévient les émissions de gouttelettes potentiellement infectantes et c'est l'essentiel. On peut certes marteler le message sur la meilleure façon de porter le masque, mais rapidement, tout le monde a été plus ou moins au courant de la bonne façon de le faire. Si certains manifestaient leur esprit de résistance en le portant de travers, fallait-il s'en émouvoir outre mesure ?

La tyrannie hygiéniste

Certains experts plus obsessionnels que d'autres avec l'hygiène des mains et des surfaces planes, ont recommandé de se laver les mains avant et après la mise du masque sur le visage. Sans aucune preuve scientifique là non plus. Mais est-ce seulement réalisable ? Soyons pragmatiques, se laver les mains aussi souvent que possible, c'est bien, mais avant et après le port du masque, n'est-ce pas trop demander à moins de ne jamais l'enlever sauf pour se mettre à table ?

Dans le même ordre d'idée, pour certains experts, le masque devrait être déposé en lieu sûr, dans un sac hermétiquement fermé car porteur de tous les germes. Mais le masque n'est pas un piège à coronavirus ! Le masque ne recueille pas davantage de virus que la chemise ou le pantalon. Or nous ne mettons pas notre sweet-shirt dans un sac de décontamination dès que nous l'enlevons n'est-ce pas ? Les Italiens enfilent leur masque le long de leur avant-bras, un peu au-dessus du coude, lorsqu'ils marchent dans la rue ou lorsqu'ils mangent et boivent, et ne le portent pas. Il y a aussi les tenants de la bandoulière le long du visage, restant accrochée à une oreille, mais c'est une position plus instable. À vous de décider !

L'empreinte environnementale des masques jetables

L'un des aspects les plus négatifs du port du masque est certainement son impact environnemental. En tout cas pour le masque chirurgical ou les masques FFP2, car ils sont fait en matière synthétique dérivée du pétrole. Ils représentent une pollution environnementale de déchets de plastique qui n'est pas négligeable. Le masque en tissu a su, notamment pour cette raison rapidement supplanter dans l'espace public le masque chirurgical.

La visière n'est pas une alternative au masque

Mon dernier point concerne les visières qui ont fleuri sur les visages durant l'été 2020. Ces visières ont été initialement conçues pour protéger les conjonctives oculaires des personnels soignants en plus de leur masque, car la conjonctive de l'œil est une porte d'entrée possible du virus lors de contaminations directes par une personne infectée. Lors de gestes particulièrement exposés, les soignants s'équipent même parfois de lunettes hermétiques, type lunettes de plongée sous-marine ou de ski. Les visières sont parfois portées à la place du masque. Cependant, plusieurs études rapportent qu'elles n'offrent pas le même niveau de protection que le masque chirurgical ou en tissu.

Un cluster est survenu durant l'été 2020 dans un hôtel du Tessin, en Suisse, où les personnels portant des visières ont été infectés alors que ceux qui portaient des masques ne l'ont pas été. Le port de la visière ne saurait donc pas se substituer au port du masque. Dans certaines situations où des commerçants ou autres travailleurs peuvent être particulièrement exposés aux postillons potentiellement infectés émis par d'autres personnes, le port d'une visière en plus du masque peut se justifier pour réduire davantage le risque de contamination. En revanche, mettre une visière en plus d'un masque pour aller dans la rue ou pour prendre le métro ou un bus est une mesure excessive.

21

Le tournoi des traitements

« L'idée est d'utiliser des médicaments qui existent déjà et qui pourraient inhiber la réplication du virus. Si, par chance, un médicament s'avère efficace, nous pourrions directement faire des essais cliniques chez l'Homme. »

Xavier Nassif, Directeur de l'Institut Pasteur de Lille, 26 mars 2020[1]

Le Grand Chelem

La recherche d'un traitement efficace est d'une importance majeure lorsqu'une maladie émerge dans le monde. Seulement, il faut habituellement dix ans et plus d'un milliard d'euros d'investissements pour rechercher, découvrir, développer et produire une nouvelle molécule thérapeutique.

Ce modèle n'était évidemment pas adapté à la situation que nous vivions avec la Covid-19. Nous ne pouvions pas attendre dix ans qu'arrive enfin un médicament permettant de soulager les patients atteints des formes les plus sévères de la maladie !

Dans l'histoire récente, en particulier celle de la pandémie du Sida qui a connu un effort planétaire à la recherche de traitements, le premier médicament actif contre l'infection par le VIH, l'AZT, fut une exception dans le domaine. L'AZT fut synthétisée pour la première fois en 1964 dans un laboratoire des National Institutes of Health (NIH) aux États-Unis, près de vingt ans avant que l'on parle du Sida. Cette molécule fut l'objet de travaux en 1974 où des chercheurs allemands du Max Planck Institute découvrirent une activité de l'AZT contre un rétrovirus de la souris. Après avoir montré qu'elle n'entraînait pas d'effets indésirables chez le rongeur, la molécule fut rangée sur une étagère du laboratoire pharmaceutique Burroughs-Wellcome (devenus GSK), puisque les rétrovirus n'étaient alors pas encore connus pour infecter l'homme. Exhumée en 1985 par des chercheurs du NIH américain, cette molécule montra des propriétés antirétrovirales contre le VIH en laboratoire.

En raison de la faible toxicité de l'AZT chez la souris, démontrée plusieurs années auparavant, un essai de phases I-II (court-circuitant donc les essais pré-cliniques chez l'animal) fut conduit dès février 1985 par les NIH américains et Duke University. Dans la foulée, Burroughs-Wellcome se lança alors dans un essai clinique randomisé contre placebo (dit de phase III), mené sur une durée de traitement de six mois dont les résultats spectaculaires permirent à l'entreprise d'obtenir une autorisation de mise sur le marché par la FDA dès mars 1987. Les vingt-cinq mois qui séparèrent la mise en évidence d'une activité antivirale en laboratoire et l'autorisation de mise sur le marché restent à ce jour le record absolu de rapidité de développement d'un médicament dans le monde (si l'on exclut de ce palmarès les récents vaccins du coronavirus, voir p. 185).

Les traitements anti-rétroviraux changèrent rapidement le visage de l'infection par le VIH. D'une extrême sévérité, conduisant au décès quasi-inéluctable des patients infectés dans un délai de dix ans en moyenne, l'infection est devenue, avec l'ajout d'autres médicaments anti-rétroviraux, une pathologie qui, traitée, est associée à une espérance de vie comparable à celles de personnes non infectées par le VIH. Ainsi, en l'absence de vaccin malgré des années de recherche, les antirétroviraux ont changé profondément le pronostic de cette maladie mortelle sans traitement.

Si l'on pouvait changer le pronostic de la Covid-19 et faire qu'elle ne soit plus ou presque plus mortelle, on aurait gagné le même pari. Mais comment faire pour éviter d'attendre dix ans, ou seulement six si l'on prend le délai entre l'émergence de la pandémie de sida identifiée en 1981 aux États-Unis et la mise sur le marché du premier traitement anti-rétroviral efficace en 1987 ? La première idée, nous l'avons déjà évoquée, qui a germé dans les cerveaux des équipes de recherche mobilisées sur toute la planète a été de repositionner des médicaments existants. C'est-à-dire de tester des molécules déjà commercialisées en pharmacie pour d'autres indications. Une fois leurs propriétés anti SARS-CoV-2 démontrées, il conviendrait de reproduire le schéma de développement de l'AZT et de conduire un ou plusieurs grands essais cliniques de phase III afin d'évaluer l'efficacité et la tolérance de ces produits chez l'Homme.

Un tel schéma présente l'énorme avantage de court-circuiter la phase pré-clinique du développement, c'est-à-dire l'évaluation de la tolérance chez l'animal et même les deux premières phases du développement clinique qui évaluent essentiellement la tolérance et la cinétique du produit chez l'Homme. En effet, puisque l'on se penche sur des molécules déjà commercialisées dans d'autres indications, on connaît généralement très bien leur tolérance et leur propriétés physico-chimiques tant chez l'animal que l'homme. Il convient alors « simplement » de conduire un essai de phase III, randomisé en double aveugle contre placebo, suffisamment vaste pour démontrer sans ambiguïté l'efficacité du produit contre la maladie. Pour cela, les différents candidats-médicaments, c'est-à-dire ceux qui ont montré une activité en laboratoire contre le virus, participent à des tournois que l'on appelle des essais randomisés.

Les quatre tournois de tennis du Grand Chelem sont l'Open d'Australie, Rolland Garros, Wimbledon et Flushing Meedow. Dans le cas de la Covid-19 ces tournois se sont appelés *Recovery* (Royaume Uni), *Solidarity* (OMS, Genève), *Discovery* (France, Europe), et *ACTT* (États-Unis). Et puis il y a eu une myriade d'autres compétitions, des essais cliniques plus ou moins grands qui ont parfois peiné à recruter des patients, qui se sont retrouvés en concurrence avec les plus grands tournois, plus attractifs pour leurs promoteurs. On distingue et on évalue séparément les traitements qui visent à bloquer la réplication du virus (les antiviraux), ceux à visée anti-inflammatoire et ceux agissant sur le système immunitaire. Les anticoagulants concourent dans une catégorie à part. Parfois, on peut associer deux catégories de traitements différents, on entre alors un peu dans la catégorie des « doubles mixtes », même si personne ne les appelle ainsi dans le jargon médical !

La Covid-19 n'est pas seulement une maladie infectieuse, elle a des mécanismes physiopathologiques qui atteignent les parois des vaisseaux. Il y a aussi des manifestations que l'on appelle post-infectieuses, de nature immunologique, au décours de la maladie et toutes ces manifestations cliniques peuvent relever de traitements spécifiques. Bien sûr, peuvent aussi participer à ces tournois de nouvelles molécules, mais il est impératif qu'elles aient passé les étapes préalables des essais pré-cliniques et des essais cliniques de phases I et II. Puis, comme nous l'avons déjà mentionné, l'essai randomisé est un essai de phase III, le seul qui peut permettre aux vainqueurs d'accéder à la coupe, c'est-à-dire à l'autorisation de mise sur le marché.

Fin 2020, selon le *New York Times*, dix-sept traitements médicamenteux avaient participé à ces tournois du « Grand Chelem ». Parmi eux, trois ont assez rapidement déclaré forfait : il s'agit de l'hydroxychloroquine (voir p. 67 et 167), du lopinavir et du ritonavir. Quinze restaient donc en lice, dont deux en tête du classement, car reconnus dans les premiers essais pour avoir amélioré le pronostic des patients sévères. Un vieil anti-inflammatoire, la dexaméthasone, a montré son efficacité à réduire d'un tiers la mortalité des patients souffrant de formes sévères de la maladie. Un antiviral utilisé pour Ebola, le Remdesivir, a montré dans un premier temps sa capacité à réduire la durée de l'hospitalisation des cas sévères, sans avoir su démontrer de réduction de la mortalité. Il a échoué à l'une des compétitions majeures dans laquelle il était engagé, celle organisée par l'OMS (l'essai *Solidarity*). L'OMS, le 19 novembre 2020, a déclaré ne pas en recommander l'utilisation, jetant un sérieux discrédit sur l'antiviral commercialisé par le laboratoire américain Gilead qui, dans le contexte de l'urgence sanitaire, avait obtenu aux forceps de l'Agence fédérale américaine en charge de l'évaluation de l'efficacité et de la sécurité des médicaments et de l'alimentation (la Food and Drug Administration, ou FDA) une autorisation temporaire d'utilisation chez les cas sévères nécessitant de l'oxygène.

La compétition était loin d'être terminée au moment de la mise sous presse de ce livre et des espoirs subsistaient pour des molécules plus innovantes, tels des anticorps monoclonaux (testés sur Donald Trump en octobre, et autorisées par la FDA dans le cadre de l'urgence sanitaire en novembre 2020) ou des inhibiteurs des cytokines, mais il restait encore à prouver leur efficacité, c'est-à-dire sinon à gagner, du moins à bien se classer dans les tournois du Grand Chelem pour accéder à la place des traitements reconnus, qui seront utilisés et remboursés dans la Covid-19.

Les règles du jeu

Au tennis, des règles strictes sont imposées aux joueurs. Les jeux se déroulent en trois sets au minimum, on doit placer sa balle dans certains cadres délimités, et certains comportements inappropriés des joueurs donnent lieu à des avertissements voire des sanctions. Un arbitre indépendant évalue les résultats tout au long du match. En cas d'intempéries, l'arbitre peut déclarer la suspension provisoire ou définitive du match. À tout moment, les joueurs peuvent unilatéralement décider de se retirer et déclarer forfait.

Dans le tournoi des traitements, des règles et des arbitrages sont clairement établis également. L'essai randomisé en double aveugle contre placebo est une méthode développée pour permettre de se débarrasser des biais inhérents à toute recherche. Les patients inclus dans l'essai doivent avant tout être volontaires. Ils doivent alors répondre aux critères d'inclusion (par exemple, dans le cas de la Covid-19, «*patient testé positif par rtPCR, présentant des symptômes selon une liste pré-établie*»). On explique préalablement aux patients, et toujours avant l'administration du médicament testé, l'objectif de la recherche (par exemple comparer un nouveau traitement candidat à un placebo), en lui précisant ce qu'est le placebo, ce qu'est le traitement et ce que l'on connaît à ce jour de la nouvelle molécule, ses promesses attendues et ses risques connus (n'oublions pas que l'on ne testait pratiquement que des molécules déjà sur le marché pour d'autres indications, et dont on avait par conséquent une assez grande expérience préalable chez l'Homme).

On mentionne aussi au patient la durée de l'essai, les modalités de prise médicamenteuse, et de suivi, par exemple les examens qu'on lui demandera d'effectuer, le tout entièrement sans frais pour le patient. Si le patients inclus dans un essai de phase III n'est habituellement pas rémunéré pour sa participation, les promoteurs de l'essai sont en effet tenus à assurer à l'entière gratuité des prestations proposées (médicaments et examens associés à l'essai), ce qui inclut une police d'assurance souscrite pour couvrir les frais inhérents à la prise en charge d'éventuels effets indésirables ultérieurs. On rappelle au patient qu'à tout moment il peut se retirer de la recherche sans jamais avoir à donner d'explications ou de justifications. Puis on lui explique les modalités de tirage au sort du traitement ou du placebo.

On lui explique enfin que ni lui ni le médecin pendant toute la durée de l'essai ne seront au courant si le traitement administré est le nouveau candidat ou le placebo. Tout cela afin de garantir toute l'objectivité possible, de part et d'autre, dans l'évaluation des bénéfices et des risques associés au traitement, et éviter tout risque de biais.

Lorsque le patient a compris les règles du jeu et a donné son consentement par écrit, et seulement à ce moment-là, l'essai peut commencer. S'il n'accepte pas toutes les règles du jeu, le patient ne pourra pas participer à l'essai et ne pourra donc pas se voir administrer le nouveau candidat-médicament, mais il continuera à bénéficier des meilleurs soins possibles dispensés dans l'état actuel des connaissances sur la maladie, et cela lui sera signifié explicitement. Une fois l'essai terminé, lorsque le dernier des patients qui devaient être inclus dans l'essai a été recruté et a terminé son traitement et que l'on a procédé à l'évaluation de tous les patients inclus dans l'essai, on peut alors procéder aux analyses et à la levée de l'aveugle. Cela est réalisé par un biostatisticien affecté à l'étude selon un protocole très précis généralement publié sur un site public. Tous les tests statistiques réalisés doivent être préalablement annoncés et consignés par écrit dans le protocole de l'étude, et toutes les comparaisons envisagées également.

Il faut comprendre qu'il n'y a aucune espèce de fantaisie créatrice dans la mise en œuvre d'un essai thérapeutique contrôlé ! À l'issue de son analyse, le biostatisticien énonce les résultats de l'essai, en commençant par le résultat attendu, celui qui porte sur le critère de jugement principal de l'essai, par exemple la réduction de la mortalité. Il assortit son résultat de la signification statistique du test réalisé. En clair, en l'absence de différence entre le traitement et le placebo, le biostatisticien conclut à l'inéfficacité démontrée du candidat-traitement. En présence d'une différence statistiquement significative entre les deux traitements, il conclut à l'efficacité du traitement sur le placebo (ou, plus rarement, à l'inverse). Enfin, il présente une analyse comparant les effets indésirables rapportés dans les deux groupes de patients, ceux ayant reçu le nouveau traitement et ceux ayant reçu le placebo. Puis il énonce d'éventuels résultats portant sur des critères de jugement secondaire (durée d'hospitalisation, durée des symptômes, etc.).

> « *Le Haut conseil de la santé publique recommande fortement la mise en place, en urgence, d'essais cliniques académiques.* »
>
> Haut Conseil de la Santé Publique, rapport du 23 mars 2020

Quels sont les biais que l'on redoute donc et qui nécessitent un tel arsenal méthodologique, une règle du jeu aussi contraignante, y compris au cœur de l'urgence sanitaire que représente la pandémie de Covid-19 ? Ce sont tout d'abord les biais que je qualifiais précédemment « d'enthousiasme » de la part du chercheur. Une femme ou un homme *croit* à sa recherche. Nous sommes toujours persuadés que notre découverte (de laboratoire) va changer le cours des choses, ici le visage même de la pandémie. Ce sont parfois aussi des biais d'intérêts économiques de la part du laboratoire pharmaceutique qui a investi des sommes considérables pour un produit prometteur et qui souhaite évidemment engranger des retours sur ses investissements.

Ce sont enfin des biais liés à l'effet « innovation », du côté du patient lui-même, qui a tellement envie que le traitement le soulage, et c'est normal. Ainsi, s'il connaissait le traitement qui lui était administré, il existerait un risque que cela ne vienne influencer jusqu'à sa perception de l'action du médicament sur la maladie ou sa guérison. La procédure en double-aveugle, où le prescripteur et son patient ignorent tous deux quel produit du traitement ou du placebo a été administré, préserve de tous ces biais.

Sans règles et sans arbitre, pas de médecine moderne

Sans règles et sans arbitre, comment pourrions-nous départager les joueurs de tennis ? Parfois, l'exercice paraît évident, après l'échange de quelques balles, il ne faudrait pas d'arbitre pour constater que Roger Federer me surpasse sur un court, mais bien souvent les joueurs sélectionnés pour participer à ces tournois du Grand Chelem sont arrivés à un tel niveau de compétition qu'il n'est pas simple de les départager au vu de leurs premiers échanges. Il faut même parfois de nombreux sets d'une lutte acharnée pour déclarer l'un des joueurs meilleurs que l'autre.

Les règles et les arbitres sont faits pour éviter les chamailleries qui finiraient en batailles rangées au moment de l'attribution de la coupe au vainqueur. De la même façon, la méthodologie des essais cliniques et leur rigueur sont là pour éviter que le patient, son médecin, le laboratoire fabricant, et les assurances maladies n'aient à se disputer pour savoir si un traitement est à recommander ou non. Il y a un juge de paix, c'est l'essai clinique randomisé et un arbitre, les autorités sanitaires. Il n'y a donc aucune raison de se chamailler avant d'avoir les résultats. C'est ainsi que depuis plus de trente ans, plus un seul médicament n'arrive sur le marché, n'est remboursé par les assurances maladies, sans être passé préalablement au tamis des essais cliniques randomisés. Les quelques cas où cela pourrait encore se produire et être accepté par la communauté médicale seraient les maladies rares où l'on peinerait à trouver le nombre suffisant de malades pour arriver à conclure avec une telle méthodologie. Ces situations existent, on les appelle des maladies orphelines, car elles n'intéressent pas sur le plan économique les laboratoires pharmaceutiques ni le plus souvent les chercheurs eux-mêmes, et par compassion, on accepte alors de donner la coupe du vainqueur aux médicaments candidats que les rares spécialistes de ces maladies recommandent de prescrire sur la base d'un dossier moins fourni. Dans tous les autres cas, la coupe n'est accordée qu'aux vainqueurs d'au moins trois tournois du Grand Chelem, les essais des phases I, II et III. Et c'est bien ainsi pour la protection des patients.

22

Anthony Fauci, le prestidigitateur et son pantin

> « *Lorsque l'Administration Trump tente de me discréditer, il faut qu'elle se rende compte qu'in fine cela porte préjudice au Président.* »
>
> Anthony Fauci, immunologue et directeur de l'Institut national des allergies et maladies infectieuses (Washington), 15 juillet 2020[1]

Anthony Fauci n'est pas un jeune loup aux dents acérées. Il n'est pas non plus un vieux technocrate exhumé d'une administration poussiéreuse. Il est le scientifique référent des États-Unis sur les épidémies. L'année 2020 a pris une résonnance particulière chez lui puisqu'il a fêté ses 80 ans à la veille de la Noël. On oublie d'ailleurs assez vite son âge en l'écoutant parler de la pandémie, tant il est alerte, vif d'esprit, au courant des dernières avancées de la recherche dans le domaine. Il faut savoir qu'aux États-Unis il n'y pas d'âge légal pour prendre sa retraite. L'âge est un facteur considéré comme discriminant, y compris dans l'administration fédérale. Il n'est pas rare de voir des professeurs d'université de 90 ou 94 ans donner encore des cours et poursuivre leurs recherches dans des universités publiques ou privées.

Descendant d'immigrés italiens débarqués – après une quarantaine (déjà !) sur Ellis Island – à New York au début du siècle dernier, Anthony Stephen Fauci fut un excellent élève dans le secondaire. Fils d'un pharmacien d'officine installé à New York, il a fait sa médecine à l'université Cornell dans la même ville, puis a conduit toute sa carrière sur la côte Est des États-Unis, aux National Institutes of Health (NIH), l'opérateur prestigieux de la recherche publique nord-américaine dont le siège est à Bethesda, une banlieue cossue de Washington. Il y rencontra sa future épouse, une infirmière qui est par ailleurs l'une des spécialistes de l'éthique médicale les plus écoutées.

Médecin, chercheur et communicant

Fauci est un grand chercheur. Il s'illustra initialement dans la compréhension des mécanismes d'une maladie rhumatologique rare, la maladie de Wegener, sans être lui-même rhumatologue. Puis il ne quittera plus le domaine de l'immunologie pour prendre la direction du NIAID, l'un des neuf grands instituts du NIH au moment où allait émerger la pandémie du Sida, au début des années 1980. Il y fut chahuté, au début, par les mouvements activistes gays qui estimaient qu'ils étaient laissés pour compte lors des essais et des recherches publiques sur le VIH dont il assurait la coordination de par sa position institutionnelle. Il apprendra rapidement le métier à dater de ces premières joutes et deviendra un personnage incontournable, à la fois défenseur de la cause, et promoteur d'une conception réfléchie et participative de la recherche, prenant appui sur les activistes pour générer davantage de financements publics. Son Institut ne pesait « que » 320 millions de dollars au début des années 1980 et présentait un budget annuel de plus de 4,6 milliards quarante ans plus tard, le faisant grimper de la sixième à la seconde place du classement des vingt NIH américains. Il est l'auteur de plus de mille publications scientifiques et a reçu une myriade de distinctions honorifiques ne lui donnant rien à envier sur ce plan à la carrière de Didier Raoult. Mais outre ses talents scientifiques, ce grand serviteur de l'État est aussi un grand communicant. Pas une seule émergence épidémique sans qu'Anthony Fauci n'apparaisse dans les plus grands médias nationaux. Son Institut étant basé à quelques kilomètres de l'Administration fédérale, il a eu rapidement l'oreille de tous les présidents américains depuis Ronald Regan, et les a conseillés en période de crise, depuis celle du Sida, puis de l'anthrax bioterroriste en 2001, le SRAS en 2003, la grippe H1N1 en 2009, Ebola en 2015, le Zika en 2016-17. Donc, il s'est naturellement retrouvé parmi les premiers appelés à la Maison Blanche dès le début de la crise du nouveau coronavirus.

> « *Je marche sur une ligne de crête. Je dis au Président des choses qu'il n'a pas envie d'entendre.* »
>
> Anthony Fauci, mars 2020[2]

Indépendant et exigeant

Il n'est pas dandy et encore moins dilettante. Bourreau de travail, il se montre d'une grande exigence vis-à-vis de ses collaborateurs et sait naviguer sans compromission auprès de tous ses interlocuteurs, qu'ils soient des représentants du secteur privé, des philanthropes milliardaires de la côte Ouest ou le président des États-Unis en personne. Son indépendance d'esprit et de vue le rendent incontournable durant ces périodes. Il n'a ni agenda caché, ni esprit partisan au sein d'un pays que l'on sait fortement clivé. Il est très conscient de son charisme, mais on ne lui prête aucune volonté de briller ou de se voir récompenser. La pandémie du coronavirus a bien sûr décuplé sa notoriété auprès du public. Certains citoyens parmi ses nombreux fans n'hésitent pas à se faire des tatouages et même des pâtissiers newyorkais proposent en vitrine des donuts à son effigie !

Son discours est calme, clair, pédagogue. Il porte une vision indépendante de la gestion de la pandémie dans son pays. Il n'enjolive pas la situation (qui fut bien moins efficacement traitée par l'Administration Trump que par les Asiatiques ou les Européens), ne blâme ni n'accuse les personnes en charge de la gestion de la crise, mais ne manque pas de dire ce qu'il pense lorsque des propos publics lui semblent faux ou dangereux. Il eut de durs démêlés avec les conseillers de la Maison Blanche au début de l'été 2020 qui ne voyaient pas d'un très bon œil ses longs entretiens privés avec le Chef de l'État lors des points presse réguliers (il avait l'habitude d'apparaître à ses côtés jusqu'en juillet 2020).

« *Je n'aime pas le conflit, je suis une personne apolitique, je n'aime pas qu'on me monte contre le Président.* »

Anthony Fauci, juillet 2020[3]

Incontournable

Il semble avoir été éloigné du Président et interdit de médias à partir du 12 juillet 2020, mais il est tellement populaire et indispensable dans cette crise que le Président candidat à sa réélection ne pouvait pas se permettre d'écarter trop longtemps celui qui conduisit avec une telle habileté le groupe d'experts sur la pandémie pour le compte du gouvernement. Fauci aime communiquer et se répand facilement sur de nombreux canaux pour expliquer sans relâche les dernières avancées scientifiques qu'il explique avec des mots clairs, simples et directs, répétant à l'occasion les gestes barrières qui peuvent sauver et protéger les personnes âgées et la population à risque et contribuer à diminuer la transmission communautaire. Il est un des premiers experts gouvernementaux avec Christian Drosten en Allemagne à avoir reconnu l'importance, sinon la prédominance de la voie de transmission par aérosol du SARS-CoV-2.

« *Je m'entends très bien avec le Docteur Fauci.* »

Donald Trump, juillet 2020[4]

Juste avant les élections, le candidat Trump avait annoncé qu'il se séparerait de Fauci une fois réélu. La résistance de Trump à reconnaître sa défaite n'a pas simplifié la transition à la fin de l'année 2020. Légalement, les administrations fédérales, comme la FDA ou les NIH n'avaient pas le droit d'entrer en relation avec l'équipe entrante tant qu'elle n'était pas reconnue par l'équipe sortante. Donc, en cette période particulièrement tendue sur le front de la pandémie, les équipes de Joe Biden se sont abstenues de tout contact avec Anthony Fauci. Fauci, prudent et fin connaisseur de ces milieux et de leurs règles, s'est contenté de mentionner qu'il savait que le Président élu avait une « profonde compréhension des questions scientifiques », soulignant en creux la faiblesse légendaire de la culture scientifique du président sortant. Fauci s'est aussi félicité que la nouvelle équipe ait pris directement contact avec les laboratoires pharmaceutiques responsables du développement des vaccins Moderna et Pfizer (voir p. 185) dont l'efficacité exceptionnelle (95 % pour chacun des deux) avait été annoncée quasiment au lendemain de l'élection présidentielle. Anthony Fauci a été reconfirmé dans ses fonctions de chef de la taskforce du nouveau gouvernement formé par le Président Joe Biden. Les premiers signes envoyés par le Président élu, à commencer par sa vaccination en public par le vaccin de BioNTech-Pfizer à la fin décembre 2020, montraient un changement d'orientation de la politique de Washington en matière de contrôle de la pandémie. Avec près de vingt millions de cas rapportés et 335 000 morts de Covid-19, les États-Unis tiraient le rideau sur leur pantin désormais désarticulé.

> “ *Je vais recruter le Dr Fauci… et virer Trump.* ”
>
> Joe Biden, Président élu des États-Unis, 2 novembre 2020[5]

23

La course au vaccin

> « *Avant la fin de l'année, peut-être bien avant.* »
>
> Donald Trump, 6 août 2020[1]

Une course hauturière autour du monde plus qu'une régate sur le lac Léman

Au début du mois de janvier 2021, 179 candidats-vaccins contre le Sars-CoV-2 étaient en cours d'évaluation. Parmi eux, 94 avaient franchi la ligne de départ et s'étaient lancés dans la grande aventure de leur évaluation chez l'Homme. Car la course au vaccin a pris une allure d'*Ocean Race*, cette course autour du monde à la voile en équipage avec escales. En effet, la recherche et le développement de vaccins n'est pas une régate de lac, c'est une course en haute mer, une compétition qui nécessite une préparation de plusieurs mois ou années, de lourds investissements, une prise de risque énorme et un savoir-faire considérable.

Malgré tous les efforts de la communauté scientifique et industrielle, nous n'avons toujours pas de vaccin contre le VIH, quarante ans après son émergence, ni contre le paludisme malgré des décennies, pour ne pas dire des siècles de recherche. Cela n'a rien à voir me diront certains, le VIH est un rétrovirus qui s'attaque à l'immunité. Etre séropositif n'est en rien être protégé contre l'infection et partant de là, il est extraordinairement difficile de développer un vaccin et espérer bâtir une immunité contre le virus. Quant au paludisme, c'est un parasite et non un virus, et les vaccins contre des parasites se comptent sur les doigts d'une main. Soit.

Alors prenons l'exemple du Chikungunya, un virus à ARN découvert en 1953, transmis par un moustique, qui s'est répandu dans le monde à partir du milieu des années 2000, sans que l'on ait parlé encore de pandémie, alors qu'il est capable de sévir un peu partout désormais, y compris dans les zones tempérées du globe. Son cas ne pousse pas à l'optimisme : près de soixante-dix ans après la découverte du virus et quinze ans après son émergence dans l'océan Indien puis en Amérique latine et dans les Caraïbes, malgré de nombreuses recherches dans le domaine et plusieurs candidats-vaccins inscrits dans la course, aucun n'a encore franchi la ligne d'arrivée.

On pourrait aussi parler de la dengue, certains diraient même du fiasco du vaccin de Sanofi contre la dengue. La dengue est une maladie virale, due également à un virus à ARN (en réalité il y a quatre virus différents de la dengue, ce qui complexifie considérablement la donne ; ces virus sont tous les quatre transmis par le même moustique vecteur du Chikungunya, du Zika et de la fièvre jaune). Ce virus est connu depuis longtemps : en 1920, la dengue avait atteint plus d'un million de personnes en Grèce, déjà. Il donne lieu à des épidémies importantes depuis plusieurs décennies dans le sud-est asiatique, en Amérique latine et aux Caraïbes, ou dans le Pacifique, avec une morbidité parfois sévère et une mortalité non négligeable. Lorsque l'un des plus gros producteur mondial de vaccin, le groupe français Sanofi, s'est lancé dans la course, un grand espoir est né. Après des essais cliniques satisfaisants, le vaccin a été autorisé par les grandes agences internationales. Mais une suite de désillusions a entouré le lancement de ce premier vaccin contre la dengue. Il s'est avéré plus mal toléré que les essais cliniques ne le laissaient supposer, provoquant des dengues plus graves chez ceux qui n'avaient jamais contracté la maladie. C'était un comble, car généralement on administre des vaccins justement à ceux qui n'ont jamais rencontré le virus. Ainsi, après quelques années de commercialisation, le seul vaccin existant contre la dengue n'a-t-il aujourd'hui qu'un marché de niche, puisqu'il est réservé à ceux qui ont déjà eu la dengue et chez qui l'on souhaite éviter qu'ils la recontractent de nouveau.

Un vaccin en un an

Il aura fallu 34 ans pour développer le vaccin contre la varicelle (1954-1988), 15 ans pour le vaccin contre le papillomavirus qui prévient du cancer du col utérin chez la femme (1991-2006), 9 ans pour celui contre la rougeole (1954-1963) et 7 ans contre la poliomyélite (1948-1955). Donc ce n'était pas gagné pour le nouveau coronavirus lorsque la compétition s'est ouverte. Cela dit, le paysage de la recherche et du développement d'un vaccin est ici très différent de celui des exemples passés. Pour les scientifiques, il y aura possiblement un prix Nobel à la clé, et pour les industriels, des appétits financiers aiguisés par une pandémie qui affecte lourdement tous les pays riches et pauvres de la planète, sans exception. Il y a aussi, restons idéalistes, la volonté de trouver le remède qui permettra à l'humanité d'enfin tourner la page de cette pandémie qui a fini par lasser tout le monde et aura causé bien des dégâts.

On ne s'improvise cependant pas développeur et producteur de vaccin. Il y avait jusqu'à présent cinq fabricants produisant quasiment l'ensemble des vaccins au monde à partir de seulement soixante usines. Construire une nouvelle unité de production pour un vaccin à grande échelle coûte environ un demi-milliard de dollars et prend habituellement au moins trois ans. Le choix d'un industriel de se lancer dans la course est cornélien. Il ne peut pas se permettre d'attendre trois ans pour que sa ligne de production soit prête, et doit investir dès le début de la course cinq cent millions de dollars, sans garantie aucune que son candidat-vaccin soit sélectionné pour y être produit.

La prise de risque industriel est donc considérable. Le fabricant a besoin de sponsors et ce sont le plus souvent des États et des organisations philanthropiques fortunées qui mettent la main au portefeuille. Ces partenaires financiers acceptent ainsi de partager le risque. Nous voyons que nous nous rapprochons bien d'une grande course hauturière. L'*Ocean Race* prévoit quelques escales, la course au vaccin également. Les essais pré-cliniques représentent une première étape de qualification. Menés chez l'animal, ces expérimentations permettent de vérifier l'augmentation des anticorps et la bonne tolérance du candidat-vaccin. Les essais cliniques dessinent la véritable ligne de départ de la grande course.

> « *Nous attendons avec impatience les données de cette étude qui, si elles sont positives, nous permettront de passer en phase III d'ici à la fin de l'année.* »
>
> Roger Connor, Président de GSK Vaccine (Royaume-Uni), 7 septembre 2020[2]

Dernière étape avant l'arrivée

Sur les 135 candidats listés au pointage de septembre 2020, seuls 44 avaient franchi la ligne de départ, en entrant dans la haute mer des essais cliniques de phases I, II et III. Les deux premières sont des expérimentations réalisées chez un petit nombre de personnes volontaires. Elles visent essentiellement à étudier la montée des anticorps après l'administration du vaccin et à vérifier l'absence d'effets indésirables. Plusieurs candidats abandonnent dès cette étape. Un effet secondaire grave est l'équivalent d'un démâtage. L'absence totale de montée d'anticorps, l'équivalent d'un naufrage. N'oublions pas que si nous avons affaire à une maladie parfois mortelle, dans l'immense majorité des cas la Covid-19 est très bénigne sinon totalement asymptomatique. Il ne s'agit pas d'administrer un vaccin qui rendrait ceux qui le reçoivent plus malades que l'infection elle-même !

Lorsque les concurrents reprennent la course pour la dernière étape, l'essai de phase III, ils entrent dans la partie la plus noble du parcours, celle qui peut réellement permettre d'espérer se retrouver classés un jour prochain sur la ligne d'arrivée et monter sur le podium. Mais c'est aussi l'étape de tous les dangers, il faudra affronter la haute mer, c'est-à-dire prouver une efficacité substantielle contre la Covid-19 et confirmer une tolérance acceptable par une population pas forcément encline à aller se faire vacciner. Alors seulement, pour ceux des candidats en lice qui n'auront pas démâté, percuté un objet flottant entre deux eaux, chaviré ou même sombré, les lauréats se verront autorisé à mettre leur vaccin sur le marché. Il restera à le produire en quantité suffisante, avec ses ampoules, ses seringues et toute la logistique… et cela pour toute l'humanité et pour tout de suite.

C'est alors sans aucun doute que les problèmes commenceront vraiment pour l'industriel, mais au moins il aura atteint le graal. Il sera celui qui aura réussi à fournir à l'humanité enfin l'arme tant (trop ?) attendue pour lutter contre cette pandémie. Enfin, les autorités auront autre chose à leur disposition que les gourdins du Moyen Âge qui leur avaient été confiés, je parle du confinement, de la distanciation sociale, des masques et de toutes les autres mesures plus ou moins liberticides qui ont transformé la vie des habitants de la planète depuis janvier 2020 et qui, bientôt espérons-le, appartiendront à un passé que l'on s'efforcera d'oublier.

Monocoques et multicoques : la course à l'innovation

Les unités en course sont réparties en plusieurs catégories, comme on ne fait pas concourir ensemble les monocoques et les multicoques, les vaccins ne sont pas non plus tous de même nature.

Les vaccins les plus traditionnels, que j'assimilerais au monocoque à longue quille, sont ceux constitués d'un virus vivant atténué ou d'un virus inactivé (tué). Les premiers auraient eu ma préférence car le meilleur des vaccins de l'histoire contemporaine me semble être celui de la fièvre jaune, qui repose sur ce principe et qui existe depuis plus de soixante ans. Il est suffisamment bien toléré et confère une immunité qui dure toute la vie après une seule dose vaccinale. Il faut une chance exceptionnelle pour découvrir une souche vivante atténuée après plusieurs réplications du virus sur cellules en laboratoire. Après une cinquantaine de réplications, la souche virale du redoutable virus de la fièvre jaune s'est montrée fortement atténuée. On l'a administrée à un petit rongeur qui n'a présenté aucun symptôme, puis à un primate : même absence de réaction, à part une simple fièvre très bien supportée. On constata par ailleurs une prometteuse réaction immunitaire et il ne restait plus qu'à passer aux essais cliniques. Malheureusement, il n'y avait toujours pas, début 2021, de candidat-vaccin dans cette catégorie contre le coronavirus engagé dans les essais cliniques, même de phase I. En bref, en janvier 2021, on n'avait toujours pas trouvé de souche vivante atténuée du SARS-CoV-2.

Les vaccins inactivés ou tués copient le modèle du vaccin anti-grippal. Presque plus archaïques encore que les précédents, souvent encore mieux tolérés, constitués de coronavirus cultivés sur cellules et tués par procédé chimique, ils contiennent de l'ARN viral et des fragments de protéines de virus morts qui déclenchent une réaction immunitaire spécifique. Ils sont souvent moins efficaces que les précédents, mais pourraient s'avérer de solides alliés dans la lutte contre les complications du coronavirus chez les personnes âgées et fragiles en particulier. Les équipages chinois et indien ont fait la course en tête dans la catégorie des vaccins inactivés.

Un vaccin inactivé produit par le Wuhan Institute of Biological Products associé à Sinopharm, une entreprise chinoise d'État, est entré dès juillet dans des essais de phase III conduits aux Emirats Arabes Unis, au Pérou et au Maroc avec l'espoir de franchir la ligne d'arrivée avant la fin 2020. Un autre vaccin inactivé est testé par Sinopharm, allié au Beijing Institute of Biological Products dans un essai de phase III mené conjointement avec le candidat-vaccin précédent aux Émirats arabes unis. Mais dès septembre, les Émirats arabes unis ont annoncé vouloir administrer ces deux vaccins inactivés à ses personnels de santé. Les Émirats arabes unis et Barhein ont octroyé leur autorisation de mise sur leurs marchés en décembre 2020 et le Maroc s'apprêtait à faire de même. Quant à la Chine, elle l'a inoculé à des « centaines de milliers de personnes » dans le cadre d'une autorisation temporaire d'utilisation, avant la fin des essais.

Enfin, un troisième vaccin inactivé, développé par l'entreprise chinoise privée Sinovac est également entré dans un essai de phase III en juillet, au Brésil et en Indonésie. Si tout s'était bien passé, un démarrage des approvisionnements aurait dû se faire à partir de mars 2021, mais l'essai a été stoppé en novembre au Brésil en raison d'un effet indésirable grave lié au vaccin. Le problème semble avoir été traité très politiquement puisque l'essai a repris 48 heures plus tard et que désormais, la firme chinoise annonce vouloir le mettre sur le marché. Gestion d'un démâtage à quelques encablures de la ligne d'arrivée… Plusieurs autres candidats étaient alors moins avancés dans leur développement : un vaccin indien de la firme Bharat, en phase III initiée en octobre 2020 qui devait être mis sur le marché début 2021, et des vaccins en phases I et II ou toujours en stade préclinique. Enfin, un peu à part, signalons l'essai de phase III original conduit en Australie qui teste le pouvoir protecteur du BCG (vieux vaccin contre la tuberculose) repositionné contre le coronavirus.

Une autre catégorie de concurrents est représentée par les vaccins constitués d'une protéine du coronavirus. On peut quasiment les assimiler aux vaccins inactivés ou tués. Ils se conservent au réfrigérateur, mais sont plus high-techs que les précédents. Un vaccin inactivé contient, comme nous l'expliquions plus haut, une sorte de soupe de fragments de protéines, du matériel génétique viral et d'autres constituants du virus. Dans cette catégorie, on purifie généralement par génie génétique une protéine du virus que l'on sait particulièrement immunogène et clé dans le processus infectieux, en l'occurrence pour ce coronavirus c'est, pour tous les candidats en lice dans cette catégorie, la protéine Spike, qui joue un rôle déterminant pour l'accrochage du virus sur les cellules qu'il infecte afin d'y pénétrer.

Cinq concurrents étaient en phase III au pointage début 2021 : le Russe Bektop, l'Américain Novavax, le Canadien Medicago (financé par le cigarettier Philip Morris, un acteur inhabituel dans le champ des vaccins et allié au géant pharmaceutique britannique GSK), le Chinois ZFSW, et le consortium constitué de Clover, GSK et Dynavax. Les Australiens, les Taïwanais, les Russes, les Cubains et même… les Coréens du Nord ont annoncé aussi des candidats dans cette catégorie à des stades plus ou moins avancés. L'un des plus médiatiques des candidats vaccins de cette classe, puisqu'il a fait précocement l'objet de préventes, est celui de Sanofi doté d'un adjuvant qui sera produit par GSK. Ce candidat restait pourtant encalminé dans les phases de qualification des essais précliniques à la fin de l'été 2020, pour enfin se lancer dans la course, en phases I et II en septembre, puis se voir freiné dans son élan par des vents contraires apparus lors de ces essais préliminaires obligeant la firme à reconfigurer son projet. L'entreprise continue à dire qu'elle tient un candidat prometteur et qu'elle serait capable d'en fournir au moins six cents millions de doses par an avant la fin de l'année 2021.

> « *Les choix faits par nos équipes privilégient un vecteur viral (le vaccin rougeole) connu pour sa stabilité et sa robustesse. Avec cette stratégie, nous espérons un vaccin dont la tolérance par l'organisme sera bonne et qui conférera une immunité de longue durée.* »
>
> Bruno Hoen, Directeur de la recherche, Institut Pasteur, 7 septembre 2020[3]

La famille suivante représente un cran de plus dans l'innovation technologique, il s'agit des vaccins constitués de vecteur viraux. On vous injecte un virus, ici un adénovirus ou un virus atténué de rougeole qui ne se réplique pas ou peu, donc apparemment inoffensif pour l'homme, qui s'est vu intégrer des gènes du coronavirus. Le virus vaccinal infecte alors les cellules de la personne à qui il est administré et y délivre le génome du coronavirus permettant à la cellule infectée de fabriquer des protéines qui provoquent alors une réponse immunitaire. C'est le principe de l'un des vaccins utilisé récemment contre le virus Ebola.

À nouveau dans cette catégorie, les Chinois semblent faire la course en tête avec l'entreprise privée CanSinobio liée à l'armée qui a approuvé ce vaccin le 25 juin 2020 alors même que les essais cliniques n'étaient pas terminés. Fin août, des essais de phase III étaient en cours en Arabie saoudite et au Pakistan. Le Gameleya Research

Institute russe a également lancé ses essais de phase III au cours de l'été 2020, après une intervention de Vladimir Poutine remarquée dans les médias annonçant l'arrivée sur le marché mondial du vaccin rebaptisé Spoutnik V. Le vaccin a fait l'objet d'une campagne de masse dès la mi-décembre 2020 en Russie. Le géant anglo-suédois AstraZeneca associé à l'Université d'Oxford sont entrés en phase III au Brésil, en Afrique du Sud et aux États-Unis avec un soutien notable des États-Unis et de l'Union européenne.

Deux événements indésirables graves sont survenus durant l'été lors de l'essai de phase III du candidat-vaccin d'AstraZeneca, conduisant dans chaque cas l'entreprise à faire une pause dans l'essai puis à poursuivre, jugeant la relation causale « improbable » entre les événements neurologiques et l'administration du candidat-vaccin. Sans qu'ils s'apparentent à un démâtage, on pourrait qualifier ces incidents de parcours comme des avaries préoccupantes. Le navire a pris l'eau, mais l'équipage a colmaté tant bien que mal les brèches et le vaccin s'est retrouvé l'un des premiers sur la ligne d'arrivée en décembre 2020 pour une mise sur les marchés américain, européen et indien espérée début 2021. Ce vaccin présente l'avantage de rester stable au réfrigérateur pendant six mois. L'Américain Johnson & Johnson qui a déjà produit le vaccin Ebola avec une technologie similaire (virus vecteur) a aussi un candidat vaccin dans cette catégorie. Il est entré en phase III en septembre, avec le projet d'inclure 60 000 personnes dans l'essai. Des équipages italiens, franco-allemands, chinois et russes se sont aussi lancés dans la course dans cette catégorie, mais étaient encore en phase I au pointage de janvier 2021.

« *L'utilisation chez l'homme d'un vaccin reposant sur l'utilisation d'ARN, tel que développé par Moderna, serait une révolution.* »

Christophe d'Enfert, Directeur scientifique, Institut Pasteur, 7 septembre 2020[4]

Les vaccins génétiques représentent la catégorie des vaccins les plus innovants. Ils sont constitués d'ARN messagers produits à partir du génome du coronavirus et qui, une fois injectés par voie intra-musculaire dans l'organisme, entrent notamment dans des cellules dendritiques du système immunitaire pour y produire la fameuse protéine Spike qui va elle-même provoquer la réponse immunitaire.

L'ingéniosité des vaccins à ARN messager, conçus par Katalin Kariko, biochimiste d'origine hongroise établie à Philadelphie, à l'Université de Pennsylvanie, est qu'ils ne sont pas constitués de virus vivants mais seulement de brins d'ARN messager viral codant pour des protéines du virus. Lors de la production du vaccin, ces brins d'ARN messagers sont enveloppés dans une nanobulle de lipides qui, une fois injectée dans notre organisme, trompe nos propres cellules dendritiques, lesquelles sont des sortes de camions poubelles chargés de nous débarrasser des corps étrangers en activant notre système immunitaire. Leurrées par ces nanogouttelettes lipidiques chargées d'ARN messager, les cellules dendritiques se mettent à produire les protéines du virus selon la partition délivrée par le brin d'ARN messager vaccinal. Les protéines Spike produites vont déclencher une réponse immunitaire de l'organisme que l'on espère efficace en cas de rencontre ultérieure avec le coronavirus. Rappelons que la protéine Spike est le trousseau de clés qui permet au coronavirus de pénétrer dans nos cellules respiratoires. Jusqu'à maintenant, il n'existait pas de vaccins de ce type sur le marché contre aucune autre maladie.

Les concurrents de cette classe de vaccins ont dès le départ fortement médiatisé leurs avancées. L'américain Moderna, associé aux National Institutes of Health américains, est entré en phase III à la fin juillet 2020. Une collaboration germano-sino-américaine était aussi en lice avec un produit de Biontech, Pfizer et Fosunpharma, également en phase III durant l'été 2020 en Argentine, au Brésil et en Allemagne.

Le 9 novembre, peu après les élections présidentielles nord-américaines, le laboratoire américain Pfizer a été le premier à annoncer une efficacité préliminaire de 90 % de leur vaccin, puis de 95 % quelques semaines plus tard, lors de la complétion de l'essai de phase III conduit sur 44 000 volontaires. Le laboratoire déposait dans la foulée, auprès de l'agence américaine du médicament (FDA), une demande d'autorisation d'urgence pour une utilisation du vaccin avant la fin novembre, puis auprès de l'Agence européenne du médicament (EMA), et promettait la fabrication de quinze à vingt millions de doses avant la fin de l'année 2020. Le vaccin de BioNTech-Pfizer a été le premier vaccin commercialisé avant 2021, d'abord au Royaume-Uni, puis aux États-Unis et enfin dans toute l'Union européenne. Moderna annonçait quelques jours après Pfizer 94,5 % d'efficacité de son vaccin et déposait aussi un dossier auprès de la FDA et de l'EMA. Moderna a été le second vaccin commercialisé aux États-Unis, peu de temps après celui de BioNTech-Pfizer, en décembre 2020, puis en Europe en janvier 2021. Le Britannique Morningside associé à l'Imperial

College était encore en phase II, tout comme les Coréens, Chinois, Japonais, Allemands et autres nord-Américains. Le Français Sanofi associé à Translate Bio était encore en phase préclinique à la fin de l'été, n'ayant toujours pas franchi la ligne de départ des premiers essais cliniques de phase I en janvier 2021. Il apparaissait que les essais cliniques seraient de plus en plus difficiles à réaliser à mesure que le temps avançait. Le principe même de réaliser des essais évaluant le candidat-vaccin contre un placebo devenait de plus en plus intenable sur le plan éthique, sachant que l'on disposait désormais de vaccins autorisés sur le marché. L'efficacité des produits autorisés dépassant les 90 %, les essais allaient s'avérer compliqués pour les concurrents suivants.

Pronostics

Plusieurs concurrents ont pu se qualifier in fine, mais il se peut aussi que l'un de ceux semblant encore tourner en rond dans ses essais pré-cliniques grille plusieurs autres encalminés alors qu'ils semblaient à quelques encâblures de la ligne d'arrivée. Il se pourrait aussi que plusieurs vaccins soient qualifiés pour des indications différentes. Par exemple, les vaccins innovants à base d'ARN pourraient être réservés dans un premier temps aux personnes très à risque, en raison de leur nouveauté. S'ils s'avèrent bien tolérés sur le long terme, efficaces et faciles à produire, pourraient-ils devenir le futur de la vaccinologie moderne ?

Égoïsmes et solidarités

En marge de la compétition, un grand nombre de débats ont été suscités par la perspective d'un vaccin disponible. Les pays les plus pauvres s'inquiétaient de ne pas en disposer à

> « *Il ne faut pas un vaccin ou des traitements pour un pays ou une région ou la moitié du monde, mais un vaccin et des traitements abordables, sûrs, efficaces, facilement administrés et universellement disponibles, pour tout le monde, partout.* »
>
> António Guterres, Secrétaire Général des Nations Unies, 24 avril 2020[6]

---

temps, la faute aux pays riches qui voudraient se l'accaparer. Les premières déclarations du président américain Trump à ce sujet n'étaient pas de nature à les rassurer. Mais certains propos des dirigeants européens non plus. On a senti que la question serait rapidement extrêmement sensible. Les États ayant investi massivement dans la recherche, le développement et la production de ces vaccins, ne l'auront pas fait sans s'assurer un retour sur investissement prioritaire pour leurs citoyens. Sous l'égide de l'OMS, un consortium d'acteurs du vaccin, du médicament et du diagnostic a lancé dès le 24 avril une initiative baptisée *ACT-Accelerator* visant à rendre accessible à tous les pays les outils d'identification et de traitement du coronavirus. Le président français a parlé de « bien public mondial »[5] et au-delà des rhétoriques sur le sujet, l'OMS lançait d'inlassables appels à un élan solidaire, similaire à ceux ayant éradiqué la variole et la poliomyélite, ou ayant mis en place le programme élargi de vaccination dans les années 170.

Lorsque l'Union européenne évoque des commandes pouvant couvrir 40 % de sa population, l'OMS appelle les États à n'en préempter que 20 %, et donc à se limiter en vaccinant des groupes prioritaires pour laisser des doses de vaccin au reste du monde. Ainsi l'OMS recommande-t-elle d'inclure d'abord les professionnels de santé et des maisons de retraite ainsi que les personnes les plus vulnérables. Si les États riches procédaient ainsi, ils permettraient d'immuniser les groupes à risques et exposés de toute la planète et non leur seule population. Le projet COVAX coordonné conjointement par GAVI (l'alliance internationale du vaccin) et l'OMS devrait permettre aux pays pauvres de bénéficier d'un fonds leur donnant accès au vaccin à des conditions abordables pour leurs économies précaires. On peut cependant prévoir que, conformément à leurs habitudes, les États riches se serviront avant les autres et le plus largement possible, laissant aux plus déshérités leurs miettes.

« *Notre défi est maintenant de faire en sorte que les vaccins soient traités comme un bien public mondial – accessible et abordable pour tous, partout. Un vaccin pour les gens.* »

António Guterres, 18 décembre 2020[7]

Épilogue

Le bal est-il fini ?

Dix leçons de la Covid-19

Cette pandémie s'annonçait encore longue au moment de clore ce livre et de le mettre sous presse. Plus d'un an après son émergence à Wuhan, en Chine continentale, une deuxième vague a pris par surprise, au début de l'automne, tous les gouvernements occidentaux, et plus largement la plupart des États des zones tempérées de l'hémisphère nord. Seule la partie orientale de l'Asie (Japon, Corée, Chine, Taïwan, Hong Kong, Singapour, Thaïlande, Vietnam) semblait épargnée par cette vague précoce que l'Europe de l'Est et de l'Ouest, une large partie du Moyen-Orient, l'Afrique du Nord, le Canada, les États-Unis et le Mexique ont connu dès octobre.

Une question s'est alors posée : pourquoi ces disparités entre l'Asie et le reste de l'Occident ? Il est toujours difficile, surtout lorsque l'on est au cœur de la tempête, d'avancer des explications définitives. On sait à quel point l'évolution de ce virus a pu être sournoise et imprévisible. Des pays comme l'Allemagne, la Suisse ou l'Autriche, qui avaient été des modèles européens en matière de contrôle de la première vague, ont tardé, durant la deuxième vague automnale, à reprendre le contrôle sur la phase exponentielle de l'épidémie que tous les pays européens ont connue alors. Seules peut-être la Norvège et la Finlande, qui s'en étaient déjà mieux sorties que les autres pays européens lors de la première vague, ont su particulièrement bien contrôler l'évolution du nombre de cas sur la fin de l'année. Le Japon et la Corée du Sud ont été à leur tour sous la pression du virus en novembre et en décembre, mais ont su exercer un contrôle beaucoup plus efficace que dans le reste du monde. Assistait-t-on en Asie à un simple décalage de la vague hivernale ou bien la relative statibilité de la situation épidémiologique dans cette région du monde était-elle due à des stratégies plus efficaces ? L'hiver va être long et l'histoire nous le dira.

Dès la fin décembre 2020, l'Organisation mondiale de la Santé a alerté la communauté internationale sur les risques futurs de pandémies qui pourraient être plus graves encore que celle de Covid-19. Or le monde ne pourrait pas se permettre de supporter des chocs répétés comme celui de la Covid-19 plusieurs fois par siècle. Nous devons mieux nous préparer aux risques infectieux émergents. Nous allons donc tenter de tirer les premières leçons de cette pandémie qui perdure, à défaut d'en faire le bilan définitif.

Leçon n° 1 : Inspirons-nous des champions

La région Asie-Pacifique a mieux retenu les leçons du SRAS en 2003 que l'Occident. Le SRAS était causé par un coronavirus cousin du SARS-CoV-2, et dont le comportement épidémiologique avait des caractéristiques voisines de la Covid-19. Notamment le phénomène de sur-dispersion particulier aux coronavirus et quasiment absent pour des virus comme ceux de la grippe. Avec le SARS-CoV-2, seules 10 à 20 % des personnes contaminées transmettent le virus à plus d'une personne et contribuent ainsi à la croissance exponentielle de l'épidémie. Partant de là, le Japon (voir p. 91), pour prendre cet exemple qui s'applique aussi aux autres pays de la région, a décidé très précocement dans le cours de la pandémie de se concentrer sur l'investigation des événements super-propagateurs, ce que l'on appelle la recherche rétrospective des contacts (ou *backward tracing* en anglais). Cette stratégie couplée à une mise à l'isolement stricte et contrôlée de tous les cas positifs détectés a permis de casser précocement de nombreuses chaînes de contamination avant qu'elles n'essaiment dans la communauté.

Leçon n° 2: Mettons à profit les technologies de l'information

Les Asiatiques ont peu souvent recouru à des mesures de confinement strict et généralisé. En revanche, ils n'ont pas hésité à prendre des mesures de confinement plus personnalisées et individualisées, et alors très strictes. En utilisant les nouvelles technologies de l'information, en particulier les traces digitales que nous laissons derrière nous sur nos smartphones, en payant par cartes de crédit, en déambulant dans l'espace public sous l'œil des caméras de surveillance, et cela de manière plus systématique et plus intrusive aussi que ne le font les Occidentaux, les démocraties asiatiques ont montré qu'elles pouvaient casser plus rapidement les chaînes de contamination. Elles vérifient mieux aussi le respect des quarantaines et les mesures d'isolement. Des hôtels de confinement se sont généralisés pour assurer et contrôler l'isolement des porteurs de virus. Les démocraties asiatiques disent souvent qu'il est moins liberticide de confiner les seuls porteurs de virus identifiés grâce aux traces digitales des concitoyens que de confiner des populations de régions ou de pays entiers, exposant par ailleurs les porteurs de virus aux bien portants. En Europe, les technologies de suivi des traces digitales développées par la Suisse, l'Irlande, ou l'Allemagne se sont montrées robustes, fiables, et répondant aux exigences du Règlement Général de Protection des Données (RGPD), directive adoptée par tous les États de l'Espace Économique Européen. Malgré tout, ces applications anti-Covid ont rencontré une faible adhésion citoyenne, inférieure à 30 % de la population, en raison d'une méfiance résiduelle importante, plus fantasmatique que fondée sur des éléments tangibles, et cela malgré les menaces qui planaient sur nos libertés par les confinements répétés plus ou moins stricts et par les quarantaines imposées plus ou moins aveugles.

Les Irlandais, les Norvégiens et les Finlandais, qui ont fait la course en tête en Europe sur le plan sanitaire durant l'automne (les Irlandais étant les premiers à reprendre le contrôle sur l'épidémie), ont aussi utilisé le plus largement (entre 25 et 30 % de la population) l'application smartphone européenne développée sur une architecture très voisine de celle de la Suisse (moins de 20 %) ou de l'Allemagne. Les Français ont décidé de faire cavalier seul sur ce sujet. Ils ont développé une application strictement française, selon une stratégie dont ils sont friands, construite sur des a priori idéologiques forts qui surfaient sur la vague anti-GAFA. Ces préventions françaises étaient par ailleurs compréhensibles, puisque le support de l'application européenne transitait par Google et Apple alors que l'application hexagonale s'en exonérait. Toutefois, l'application française, n'étant pas compatible avec celle de ses voisins européens, ne pouvait pas bénéficier des avancées, des développements et des échanges intra-communautaires qui auraient pu être profitables à tous.

La refonte des stratégies européennes en matière de recherche des contacts ne pouvait s'envisager qu'une fois sortis de la deuxième vague, ce qui n'était pas acquis début 2021 en Europe. Il deviendra urgent pour les autorités, dès la décrue observée, de « sous-traiter » désormais aux applications de *contact tracing* la recherche systématique des contacts (*forward tracing*), afin de réserver en priorité le temps et l'énergie des équipes d'investigateurs à la stratégie rétrospective (*backward tracing*) qui permet d'identifier les chaînes de super-propagation.

De plus, les méthodes innovantes d'épidémiologie moléculaire devraient être la règle : elles ont été mises en œuvre par les Australiens qui ont su relier 90 % des contaminations de leur deuxième vague à un seul événement de super-propagation. Au Royaume-Uni et en Afrique du Sud, le séquençage beaucoup plus massif que dans le reste de l'Europe et de l'Afrique a permis d'identifier précocement des souches variantes responsables d'une plus grande transmission du virus et d'alerter le monde.

Leçon n° 3 : Sachons nous tourner vers l'innovation

La pandémie de Covid-19 nous aura montré comment l'innovation technologique et les progrès scientifiques peuvent contribuer à la recherche de solutions à nos problèmes. Aucun vaccin à ARN messager n'avait été développé jusqu'à cette pandémie, et en saisissant cette opportunité, des chercheurs et des industriels ont fait le pari de l'innovation. Nous engrangeons tous aujourd'hui, collectivement, les fruits de leur audace et de notre prise de risque collective. Lorsque les Chinois, à Wuhan, étaient en janvier 2020 à court de tests rtPCR, ils ont fait appel à l'imagerie par scanner thoracique et à l'intelligence artificielle pour épauler les médecins dans leur tâche, avec succès puisque le diagnostic par imagerie s'est révélé d'une grande fiabilité.

Nous évoquions plus haut le séquençage massif et systématisé des souches de virus identifiés dans la population, pour permettre une épidémiologie moléculaire de précision. Ces techniques ont révolutionné la pratique de l'épidémiologie moderne, permettant de détecter précocement de nouveaux variants et d'en évaluer la transmissibilité et le potentiel de virulence. Ces techniques ont également permis de mieux comprendre l'origine de certains clusters comme ceux d'Australie en août 2020 ou de Marseille en janvier 2021. Peut-être ces techniques concourront-elles à découvrir l'origine du SARS-CoV-2, à partir de la consommation de pangolins ou d'une ferme de visons de Chine continentale ?

Leçon n° 4 : Misons sur les outils prévisionnels

Il est bien sûr impossible de prévoir le scénario des prochains mois. Ceux qui s'aventuraient à des prédictions fin 2020 évoquaient le plus souvent une troisième vague précoce dès le mois de janvier. D'autres futurologues plus hardis prédisaient une succession de vagues ultérieures : une quatrième et pourquoi pas une cinquième, sans vraiment savoir ce qu'ils entendaient par le mot « vague » qui n'est défini dans aucun manuel d'épidémiologie. À l'Institut de santé globale de l'université de Genève, en collaboration avec les écoles polytechniques fédérales de Zürich et de Lausanne, nous nous gardons de déroger à notre discipline initiale de ne jamais proposer de prévisions au-delà de sept jours et donc, même arrivés à Noël, alors que nous étions très préoccupés par l'évolution épidémiologique en Europe et dans de nombreuses parties du monde, nous ne savions seulement pas ce qu'il adviendrait de cette pandémie en 2021.

Parmi les scénarios optimistes, l'un d'eux suggérait néanmoins un apaisement général en Europe avec les fêtes de fin d'année, à la faveur des vacances scolaires, avec certes un risque de rebond peu après la rentrée de janvier. Le plus optimiste des scénarios écartait un tel rebond, car, grâce à l'immunité acquise par la population au fil des deux premières vagues (de l'ordre de 20 % pour la population du canton de Genève, où nous venions d'effectuer une enquête de séroprévalence). Un tel niveau d'immunité pourrait freiner la transmission du virus qui pourrait accompagner opportunément le déconfinement. Ce frein « immunitaire » pourrait se comporter d'une manière un peu analogue en force à celui, saisonnier, dont l'Europe avait pu bénéficier durant l'été. Ce frein immunitaire partiel, loin d'être un blocage, nécessiterait certainement la poursuite des gestes barrière et de certaines mesures de confinement (comme le télétravail) ainsi qu'une recherche plus performante des contacts et un isolement plus efficace des porteurs de virus, mais il permettrait de ne pas recourir à des mesures supplémentaires de confinement strictes, au moins dans les régions où un niveau suffisant d'immunité l'autoriserait. D'autres scénarios moins optimistes prévoyaient un fort rebond – la fameuse troisième vague – en raison des festivités de Noël et du Nouvel An ainsi que de l'émergence de nouveaux variants au Royaume-Uni et en Afrique du Sud, qui semblaient beaucoup plus transmissibles que les souches précédentes. Les chercheurs britanniques avançaient début janvier 2021 une transmissibilité accrue de 60 à 70 % par rapport aux souches précédentes, ce qui était considérable et très préoccupant pour l'évolution des prochains mois.

Il faudra parvenir à intégrer ces différentes données et mieux prévoir les futures épidémies. C'est-à-dire prévoir avec précision au-delà de sept jours. Il conviendrait pour cela de développer des programmes de recherche visant à améliorer les qualités prédictives des modèles actuels associant des mathématiciens, des ingénieurs, des épidémiologistes, des virologues, des généticiens, des vétérinaires et des chercheurs en sciences humaines et sociales. Les modèles météorologiques ont fait de grands progrès ces dernières décennies à la suite d'investissements massifs. Les modèles épidémiques devront bénéficier d'investissements analogues pour devenir des atouts précieux dans la gestion des crises sanitaires telles que celles que nous avons connues ces dernières années (VIH-Sida, grippe, Chikungunya, Ebola, Zika, Covid-19).

Leçon n° 5 : Interrogeons nos valeurs communes

La crise sanitaire n'a pas seulement concerné l'Occident, les pays développés ou une partie de la société, mais toute la planète, certes à des degrés divers, mais sans véritable exception. La Covid-19 est une tragédie par son cortège de souffrances, de douleurs et de morts qui laissera des traces profondes pendant de longues années. Elle a creusé des inégalités sociales que les dernières décennies s'étaient efforcées de gommer. Elle a augmenté des discriminations entre les générations, les sexes et les catégories sociales et culturelles. À cause de la pandémie, et si j'ose dire, grâce à elle, nous avons une occasion unique de nous interroger sur nos valeurs communes, sur le sens que nous donnons à notre vie sur cette Terre que nous avons trop longtemps négligée.

La solidarité des peuples s'est révélée un impératif nouveau. Le monde a pris conscience de l'interdépendance des habitants de la planète. En effet, quelques travailleurs d'un obscur marché aux poissons d'une ville industrieuse de Chine continentale ont pu créer les conditions pour que, trois mois plus tard, plus de quatre milliards d'humains se confinent, arrêtent toute activité, tout mouvement, et renoncent durablement à leurs libertés les plus élémentaires, quel que soit le régime politique dans lequel ils vivaient, le niveau de vie qu'ils avaient ou le type de professions qu'ils exerçaient.

Continuerons-nous à consommer, vivre, voyager, travailler comme avant ? Le télétravail ne va-t-il pas s'installer durablement dans la société ? Les réunions en distanciel s'arrêteront-elles du jour au lendemain parce que nous aurons à nouveau le droit de nous retrouver à plus de cinq personnes dans des locaux fermés ? Les congrès scientifiques continueront-t-ils à inviter des orateurs qui devront traverser des océans pour venir parler une demi-heure ? Certes, la vie sociale et les interactions humaines ne peuvent pas se satisfaire des seuls canaux digitaux. Nous sommes des mammifères à sang chaud, nous avons besoin de nous voir, nous toucher, partager nos repas. Nous avons besoin de ces contacts, mais qui peut penser que ces questions ne se poseront plus seulement parce que la pandémie sera désormais sous contrôle ?

Leçon n° 6 : Ce qui est bénéfique pour la santé l'est aussi pour l'économie

Force est de constater que les stratégies de riposte les plus efficaces sur le plan sanitaire contre la Covid-19 l'ont également été sur le plan économique et social. Les économies asiatiques ont en effet été moins affectées que celles du reste du monde. Taïwan et la Chine devraient même afficher des croissances positives de leur PIB en 2020. Cette même année, le Japon a vu son économie plonger mais deux fois moins bas que celles des pays de l'Union européenne. Tous ces pays asiatiques sont restés très vigilants à la moindre résurgence de cas et très stricts sur le contrôle de leurs frontières. La vie sociale a pu reprendre plus rapidement, dès l'automne 2020, un cours plus proche de la normale qu'en Europe ou aux États-Unis. À chaque fois que des dirigeants ont pensé privilégier l'économie dans leur pays, en retardant la mise en œuvre de mesures fortes, ou en les levant trop rapidement, ils en ont payé le prix fort, tant sur le plan sanitaire que sur le plan économique, social et… politique. La non-réélection de Donald Trump n'est-elle pas en partie imputable à sa gestion désastreuse de la crise sanitaire ? Ce fut vrai aux États-Unis, mais aussi en Inde ou au Brésil, lorsque des dirigeants populistes ont voulu négliger la gravité de la situation sanitaire. Ce fut également partiellement vrai pour des pays qui avaient été cités comme modèles pour contrer la première vague – l'Allemagne, la Suisse, l'Autriche, l'Afrique du Sud ou encore l'Uruguay – et qui ont tergiversé au moment du deuxième assaut de la pandémie.

Leçon n° 7 : Faisons confiance à la pluralité de l'expertise scientifique, à la transparence et à la démocratie participative

La confiance de la population est un acquis toujours fragile et sa dynamique est asymétrique. Elle met beaucoup de temps à se construire et peut se perdre en quelques instants. Le débat des experts dans cette pandémie a semblé cacophonique. Il faut cependant distinguer deux moments dans la communication qui entoure une crise sanitaire de l'ampleur de la pandémie de Covid-19 : la situation d'urgence caractérisée par la perte de contrôle épidémique et la décrue épidémique définie comme une situation certes précaire mais plus calme. En langage d'épidémiologiste, je dirais qu'il y a le moment où le taux de reproduction de l'épidémie dépasse durablement la valeur 1 (phase exponentielle de la courbe épidémique) et celui où elle reste en dessous de 1. Dans l'urgence, les experts, mais aussi les médias, furent globalement solidaires des décideurs, hormis quelques voix dissonantes, tant durant la première vague que durant la deuxième. Puis le temps du débat redevient nécessaire et sain lorsque la décrue est bien amorcée, lorsque le calme revient après la tempête. C'est cela la vie d'un pays démocratique. Si le débat scientifique contradictoire s'étale sur la place publique, c'est alors très sain. Loin de noyer le citoyen, il contribuera à construire la confiance en la science comme fondement de la politique sanitaire.

Leçon n° 8 : Favorisons la connaissance scientifique face aux populismes, à l'obscurantisme et au complotisme

La crise sanitaire a vu exploser les discours populistes, obscurantistes et complotistes, tant sur les réseaux sociaux que sur la scène politique, sociale et même scientifique. Certains des plus grands chercheurs, des hommes et des femmes auparavant respectés dans leurs domaines et souvent discrets ou en tout cas inconnus du grand public, se sont révélés être des apôtres des thèses complotistes, des théories révisionnistes considérées comme suspectes par la communauté scientifique. En France, le Conseil de l'Ordre des Médecins, l'Académie de Médecine, les Sociétés Savantes, des institutions hospitalières, et même le Conseil supérieur de l'audiovisuel (CSA), ont eu tour à tour à s'exprimer publiquement pour dénoncer les dérapages ou les dérives des uns, à radier de leurs listes les autres, à retirer des charges de service à des professeurs au faîte de leur carrière, ou encore à tancer des chaînes de télévisions pour l'organisation d'entretiens insuffisamment contradictoires avec des scientifiques. En raison de propos tenus pendant la crise sanitaire. C'est inédit et cela fera date. Pendant ce temps, dans leur immense majorité, les dirigeants des pays de la planète se sont alignés sur une doxa politique commune fondée sur la connaissance scientifique, relayée par les organisations internationales, les sociétés savantes et la presse médicale et scientifique. Les conseils scientifiques et autres Taskforces gouvernementales constitués d'experts reconnus et engagés, bénévoles dans cette tâche et jouissant de leur indépendance académique, ont éclairé les politiques publiques avec les meilleures connaissances – évolutives – du moment. Ils l'ont fait le plus souvent avec une exigence de transparence, publiant leurs avis, puis expliquant leurs positions dans les médias. En cela, la gestion de la pandémie de Covid-19 aura été celle d'une crise du XXIe siècle.

Leçon n° 9 : Redéfinissons le rôle de l'OMS

Il n'est plus possible de continuer à reprocher à l'OMS de ne pas être le chef d'orchestre lors des crises sanitaires internationales tout en refusant de donner à son directeur général la baguette qui lui permettrait de tenir ce rôle. Les États auront à se prononcer. Ou bien ils accepteront de perdre une partie de leurs prérogatives nationales en les confiant à un organisme supranational en mesure de débarquer sur leur sol pour y conduire des missions d'inspection et des investigations précoces, ou bien ils renonceront – à nouveau – à de telles avancées (qui existent par ailleurs dans le domaine de la gestion des risques nucléaires ou chimiques) et cantonneront l'Organisation mondiale de la Santé à son rôle d'agence normative fournissant une expertise médicale et technique, rôle qu'elle a toujours joué depuis sa création et qui ne fait pas débat. Il faudra alors réaliser que se priver d'une agence aux prérogatives supranationales signifie aussi ne pas pouvoir intervenir suffisamment tôt dans le démarrage d'une émergence épidémique pour en comprendre l'origine, en mesurer les risques d'extension et en coordonner la riposte. Les semaines précieuses perdues en Chine tant dans la crise du SRAS en 2002-2003 que dans la crise de la Covid-19 en 2019-2020 serviront-t-elles enfin de leçon aux États membres ou faudra-t-il attendre une prochaine crise pour se poser à nouveau les mêmes questions ?

Leçon n° 10 : Préparons-nous aux risques pandémiques de demain

Le débat scientifique que nous avons connu avec la pandémie de Covid-19 n'est pas un débat entre physiciens des particules. Ce n'est pas un débat théorique. C'est un débat de sciences médicales, sociales et humaines.

L'université de Genève, l'École Polytechnique Fédérale de Lausanne, l'Institut des Hautes Études Internationales et du Développement, le Swiss Tropical Institute de Bâle et l'université de Lausanne ont défini conjointement l'approche universitaire de santé globale comme une *transdiscipline*. Une *transdiscipline*, c'est-à-dire déjà une *interdiscipline* qui combine la médecine, l'épidémiologie, la virologie, les sciences de l'ingénieur, la médecine vétérinaire, la sociologie, l'anthropologie, l'économie et l'histoire. Mais la *transdiscipline* de santé globale, au-delà des disciplines académiques, mobilise d'autres secteurs de la société, les organisations internationales, les organisations non-gouvernementales, le secteur privé, pour chercher ensemble des réponses aux questions complexes de santé comme celles soulevées par la pandémie de Covid-19. Cette approche de santé globale demande de la transparence et une éthique puisqu'elle envisage de faire participer aux expertises des représentants de secteurs ayant potentiellement des conflits d'intérêts avec les questions soulevées. Ces questions doivent être traitées sans naïveté et sans dogmatisme. Comment réfléchir efficacement à la solution d'une crise comme celle due à Ebola en Afrique sans avoir autour de la table des organisations non gouvernementales comme Médecins Sans Frontières, qui étaient installées au cœur du problème, sur le terrain ? Comment trouver des solutions à l'accès abordable aux vaccins et aux médicaments pour les pays à faible niveau de revenus sans impliquer les fabricants de vaccins et de médicaments ? Comment réfléchir à la refonte du Règlement Sanitaire International sans se doter des compétences de l'Organisation mondiale de la Santé qui en est l'opérateur direct ?

*

Durant cette trop longue crise de Covid-19, de nombreuses vies auront été fauchées prématurément, et tous les segments de la population auront été affectés, certains directement, d'autres plus indirectement. Des proches ou des amis auront souffert du virus, d'autres auront subi les contraintes extraordinaires imposées par les politiques publiques, inenvisageables seulement un an plus tôt. Dès la fin de l'année 2020, le vaccin annoncé a tenu ses promesses en débarquant au moins dans les pays les plus riches de la planète, telle une lueur au bout d'un long tunnel. Si les campagnes de vaccination sont correctement organisées et suivies et si les personnes âgées et vulnérables sont largement et rapidement protégées, alors la Covid-19 pourrait progressivement devenir une maladie moins sévère, moins souvent associée à des hospitalisations et des décès. Si les hôpitaux ne sont désormais plus engorgés, les services de soins intensifs moins saturés, l'étau se desserrera peu à peu, libérant la vie sociale et économique. Si les nations solidaires permettent aux économies les plus pauvres de la planète, celles qui ne peuvent pas régater avec les plus riches lors des négociations avec les fabricants, alors la cacophonie pandémique sonnera ses dernières notes et nous pourrons enfin… ouvrir un bal, non masqué celui-ci, et recommencer à danser au rythme d'une vie normale enfin retrouvée !

Sources des citations

Chapitre 3. La défaite de Wuhan

1. Compte Twitter officiel de Donald Trump, 24 janvier 2020.
2. Site Internet de l'OMS, 30 janvier 2020.
3. *Le Temps*, 8 avril 2020.
4. *Le Temps*, 8 avril 2020.
5. Compte Twitter officiel de Donald Trump, 27 mars 2020.
6. *Le Temps*, 8 avril 2020.

Chapitre 4. Li Wenliang, héros malgré lui

1. *Le Temps*, 7 avril 2020 (message publié initialement sur WeChat et censuré par la suite).
2. *Nikkei Asia*, 5 février 2020.
3. Compte Twitter de l'OMS, 6 février 2020.

Chapitre 5. L'OMS sans armée et sans munitions

1. Site de l'OMS, 16 mars 2020.
2. Compte Twitter officiel de Donald Trump, 14 avril 2020.

Chapitre 6. Amadou Sall, le dompteur du fauve

1. *RFI*, 31 juillet 2020.
2. Audition au Sénat, Paris, 20 avril 2020.
3. *France 24*, 28 avril 2020.

Chapitre 7. La campagne d'Italie

1. *Reuters*, 21 février 2020.

Chapitre 8. France-Allemagne, drôle de guerre

1. Discours du 16 mars 2020.
2. Discours du 18 mars 2020.

Chapitre 9. Didier Raoult et sa potion magique

1. D. Raoult, *Épidémies : Vrais dangers et fausses alertes*, Michel Lafon, 2020.
2. D. Raoult, *Épidémies : Vrais dangers et fausses alertes*, Michel Lafon, 2020.
3. *Quotidien du Médecin*, 2 avril 2020.
4. *Le Monde*, 25 mars 2020.

Chapitre 10. Singapour, boomerang social

1. *BBC news*, 10 avril 2020.
2. *BBC news*, 10 avril 2020.

Chapitre 11. Le Japon, scalpel gagnant

1. Japan Foreign Policy Forum, 5 juin 2020.

Chapitre 12. Taïwan, David contre Goliath

1. *The Guardian*, 31 octobre 2020.

Chapitre 13. Uruguay, tango et carnaval

1. *British Medical Journal*, 18 septembre 2020.
2. *British Medical Journal*, 18 septembre 2020.
3. *British Medical Journal*, 18 septembre 2020.

Chapitre 14. L'Australie et ses quarantaines rugissantes

1. *Forbes*, 2 août 2020.

Chapitre 15. Anders Tegnell, le drakkar dans la tempête

1. *Reuters*, 3 avril 2020.
2. American Institute for Economic Research (modèle adapté de Ferguson N. et coll, Imperial College London), 30 avril 2020.
3. *20 minutes*, 18 décembre 2020 : 20minutes.fr/monde/2935371-20201218-coronavirus-suede-crois-echoue-affirme-roi-carl-xvi-gustaf

Chapitre 16. Femmes masquées

1. *Libération*, 24 décembre 2020.

Chapitre 17. La ronde des enfants

1. *New York Times*, 4 mars 2020.

Chapitre 18. La jeunesse trahie

1. « Les jeunes ouvrent la voie dans la lutte contre la Covid-19 », déclaration du 12 août 2020.

Chapitre 19. Les soignants applaudis du balcon

1. *Le Monde*, 23 mars 2020.
2. *AFP*, 11 octobre 2020.

Chapitre 20. Bas les masques

1. *Ouest-France*, 13 août 2020.

Chapitre 21. Le tournoi des traitement

1. *Le Figaro*, 26 mars 2020.

Chapitre 22. Anthony Fauci, le prestidigitateur et son pantin

1. *The Atlantic*, 15 juillet 2020.
2. Propos repris dans la *Tribune de Genève*, 16 juillet 2020.
3. *Tribune de Genève*, 16 juillet 2020.
4. *Tribune de Genève*, 16 juillet 2020.
5. *BBC*, 2 novembre 2020.

Chapitre 23. La course au vaccin

1. *Reuters*, 6 août 2020.
2. *Paris-Match*, 7 septembre 2020.
3. *Le Point*, 7 septembre 2020.
4. *Le Point*, 7 septembre 2020.
5. Emmanuel Macron, 23 juin 2020, Lyon. Source : *EuroNews*.
6. *ONU Info*, 24 avril 2020.
7. *ONU Info*, 18 décembre 2020.

Références bibliographiques

Chapitre 1. Reproduction interdite

H.W. Hethcote, « The Mathematics of Infectious Diseases », *SIAM Review*, 2000, vol. 42, n°4, p. 599-653.

A. Flahault, R. Slama, A. Spira « Que dit la science à propos de l'épidémiologie des maladies émergentes ? », *Rapports thématiques de l'Inserm*, 2020, URL: https://www.inserm.fr/sites/default/files/2020-09/Inserm_MiseAuPointEpidemioMalInfectieuses_Aout2020.pdf

L. Hussein, « La success-story d'un site qui prédit l'avenir du Covid », *20 minutes*, 2021, URL : https://www.20min.ch/fr/story/succes-mondial-dun-site-suisse-qui-predit-lavenir-du-covid-19-418291183225

Chapitre 2. Ennemi Public

K. Jones, *et al.*, « Global Trends in Emerging Infectious Diseases », *Nature*, 2008, vol. 451, URL: https://www.nature.com/articles/nature06536

J. Clark, *et al.*, *The Lancet*, « COVID-19 Resource Centre », URL: https://www.thelancet.com/coronavirus

The New England Journal of Medicine, « Coronavirus (Covid-19) », URL : https://www.nejm.org/coronavirus

M. Reilev, *et al.*, « Characteristics and predictors of hospitalization and death in the first 11 122 cases with a positive RT-PCR test for SARS-CoV-2 in Denmark: a nationwide cohort », *International Journal of Epidemiology*, 2020, URL : https://academic.oup.com/ije/advance-article/doi/10.1093/ije/dyaa140/5901745

Chapitre 3. La défaite de Wuhan

B. Aylward, « China's Battle Against Coronavirus: 7 Takeaways », *New York Times*, 4 mars 2020, URL : https://www.nytimes.com/2020/03/04/health/china-lessons-aylward.html.

D.G. McNeil, « China's Battle Against Coronavirus: 7 Takeaways », *New York Times*, 2020, URL : https://www.nytimes.com/2020/03/04/health/china-lessons-aylward.html

D. Mok, « Coronavirus: University of Hong Kong dismisses allegations from former employee that Beijing covered up outbreak », *Yahoo*, 12 juillet 2020.

Chapitre 4. Li Wenliang, héros malgré lui

F. Lemaître, « Il ne faut pas diffuser cette information au public : l'échec du système de détection chinois », *Le Temps*, 8 avril 2020, URL : https://www.letemps.ch/monde/ne-faut-diffuser-cette-information-public-lechec-systeme-detection-chinois

D. Malovic, « Li Wenliang, le docteur chinois lanceur d'alerte, est mort du coronavirus », *La Croix*, 6 février 2020, URL : https://www.la-croix.com/Monde/Asie-et-Oceanie/Li-Wenliang-docteur-chinois-lanceur-dalerte-mort-coronavirus-2020-02-06-1201076853

Chapitre 5. L'OMS sans armée et sans munitions

OMS, « Flambée de maladie à coronavirus 2019 (COVID-19) », 2020, URL : https://www.who.int/fr/emergencies/diseases/novel-coronavirus-2019?gclid=Cj0KCQiAh4j-BRCsA-

RIsAGeV12AJMydzRJA50P2RevYFHVY327TvFk25_FXuVLXTao83UbhruAFmBkIaAj2WEALw_wcB

« Coronavirus : pourquoi l'OMS conseille de ne pas fermer les frontières avec la Chine », *The Huffingtonpost*, 31 janvier 2020, URL : https://www.huffingtonpost.fr/entry/coronavirus-pourquoi-loms-conseille-de-ne-pas-fermer-les-frontieres-avec-la-chine_fr_5e342329c5b6f262332805ea

« Le virus va nous accompagner pendant "longtemps" encore, annonce l'OMS », *Sud Ouest*, 22 avril 2020, URL : https://www.sudouest.fr/2020/04/22/coronavirus-le-virus-va-nous-accompagner-pendant-longtemps-encore-annonce-l-oms-7431904-10997.php

« L'OMS espère que la pandémie de Covid-19 durera moins de deux ans », *Métro*, 22 août 2020, URL : https://fr.metrotime.be/2020/08/22/actualite/loms-espere-que-la-pandemie-de-covid-19-durera-moins-de-deux-ans/

Chapitre 6. Amadou Sall, le dompteur du fauve

Site internet de l'Institut Pasteur de Dakar : http://www.pasteur.sn/

A. Rougier, « Portrait : Dr Amadou Sall, d'Ebola au Coronavirus, rester prêt », *Radio France International*, 31 juillet 2020, URL : https://www.rfi.fr/fr/podcasts/20200731-portrait-dr-amadou-sall-d-ebola-coronavirus-rester-pr%C3%AAt

Chapitre 7. La campagne d'Italie

L. Grosso, « In Italy's coronavirus epicenter, life is on hold », *Politico*, 25 févier 2020, URL : https://www.politico.eu/article/italy-coronavirus-covid19-lombardy-lodi/

M. Usuelli, The Lombardy region of Italy launches the first investigative COVID-19 commission, *The Lancet*, 15 octobre 2020, URL : https://www.thelancet.com/journals/lancet/article/PIIS0140-6736(20)32154-1/fulltext

Chapitre 8. France-Allemagne, drôle de guerre

« Emerging Covid-19 success story : Germany's strong enabling environnement », *Our World data*, 30 juin 2020, URL : https://ourworldindata.org/covid-exemplar-germany

P. Jarreau et Telos, « Gestion du Covid-19, la douloureuse comparaison France-Allemangne », *Slate*, 9 mai 2020, https://www.slate.fr/story/190353/gestion-coronavirus-covid-19-douloureuse-comparaison-france-allemagne

Chapitre 9. Didier Raoult et sa potion magique

D. Raoult, « "L'éthique du traitement contre l'éthique de la recherche", le Pr Didier Raoult critique "les dérives" de la méthodologie », *Le quotidien des mé*decin.fr, 2 avril 2020, URL : https://www.lequotidiendumedecin.fr/specialites/infectiologie/lethique-du-traitement-contre-lethique-de-la-recherche-le-pr-didier-raoult-critique-les-derives-de

D. Raoult, « Le médecin peut et doit réfléchir comme un médecin, et non pas comme un méthodologiste », *Le Monde*, 25 mars 2020, URL : https://www.lemonde.fr/idees/article/2020/03/25/didier-raoult-le-medecin-peut-et-doit-reflechir-comme-un-medecin-et-non-pas-comme-un-methodologiste_6034436_3232.html

R. Trésorière, « Coronavirus : Didier Raoult publie sa propre étude scientifique pour défendre l'hydroxychloroquine », *Le Parisien*, 27 mai 2020, URL : https://www.leparisien.fr/societe/coronavirus-didier-raoult-publie-sa-propre-etude-scientifique-pour-defendre-l-hydroxychloroquine-27-05-2020-8325003.php

A. D. Hernandez, *et al.*, « Hydroxychloroquine or Chloroquine for Treatment or Prophylaxis of COVID-19 », *ACP Journal*, 18 août 2020, URL : https://www.acpjournals.org/doi/10.7326/M20-2496?url_ver=Z39.88-2003&rfr_id=ori%3Arid%3Acrossref.org&rfr_dat=cr_pub++0pubmed&

D. R. Boulware, *et al.*, « A Randomized Trial of Hydroxychloroquine as Postexposure Prophylaxis for Covid-19 », *The New England Journal of Medecine*, 6 août 2020, URL : https://www.nejm.org/doi/full/10.1056/NEJMoa2016638

Chapitre 10. Singapour, boomerang social

A. Jones, Coronaviruse: should the world worry about Singapore's virus surge ? », *BBC*, 10 avril 2020, URL : https://www.bbc.com/news/world-asia-52232147

E. Han, *et al.*, Lessons learnt from easing Covid-19 restrictions ; an analyse of countries ad regions in Asia Pacific and Europe », *The Lancet*, 7 novembre 2020, URL : https://www.thelancet.com/journals/lancet/article/PIIS0140-6736(20)32007-9/fulltext

Chapitre 11. Le Japon, scalpel gagnant

H. Oshitani, « Infection disease response- to see the forest, not just trees, what differentiated Japon from the Westerne countries ? », *Discuss Japan*, 5 juin 2020, URL : https://www.japanpolicyforum.jp/diplomacy/pt20200605162619.html

J.-Y. Nau, A. Flahault, « Que faire si le couvre-feu ne donne pas les résultats espérés ? », *Slate*, 20 octobre 2020, URL : http://www.slate.fr/story/196184/covid-couvre-feu-pari-reussite-echec-gouvernement-nouvelle-strategie-cas-contact

Chapitre 12. Taïwan, David contre Goliath

H. Davidson, « Hugs, sequins and rainbows as Taiwan enjoys victory over coronavirus », *The Guardian*, 31 octobre 2020, URL : https://www.theguardian.com/world/2020/oct/31/hugs-sequins-and-rainbows-as-taiwan-enjoys-victory-over-virus

M. Yun, « How Taiwan is containgin coronavirus, despite diplomatic isolation by China », *The Guardian*, 13 mars 2020, URL : https://www.theguardian.com/world/2020/mar/13/how-taiwan-is-containing-coronavirus-despite-diplomatic-isolation-by-china

Chapitre 13. Uruguay, tango et carnaval

L. Taylor, « Uruguay is winning against Covid-19, this is how »,

The bmj, 18 septembre 2020, URL : https://www.bmj.com/content/370/bmj.m3575

B. Mander, « Covid success: We cannot cry victory just yet », *Financial Times*, 30 juin 2020, URL, https://www.ft.com/content/877791d6-3f50-43f6-9950-cb01b8aa0d43

Chapitre 14. L'Australie et ses quarantaines rugissantes

B. Y. Lee, « Victoria, Australia, In 'State Of Disaster', Melbourne Lockdown From Covid-19 Coronavirus », *Forbes*, 2 août 2020, URL : https://www.forbes.com/sites/brucelee/2020/08/02/victoria-australia-state-of-disaster-melbourne-lockdown-from-covid-19-coronavirus/?sh=7bdd772b1d7e

R. Laximinarayan *et al.*, « Epidemiology and transmission dynamics of Covid-19 in two Indian states », *Science*, 30 septembre 2020, URL : https://science.sciencemag.org/content/370/6517/691

Chapitre 15. Anders Tegnell, le drakkar dans la tempête

« Cost of Lockdown : A Preliminary Report », *AIER*, 18 novembre 2020, URL : https://www.aier.org/article/cost-of-us-lockdowns-a-preliminary-report/

T. Erbrink, Vilified early ver lax virus strategy, sweden seems to have scourge controlled », *The New York Times*, 29 septembre 2020, URL : https://www.nytimes.com/2020/09/29/world/europe/sweden-coronavirus-strategy.html

J.-L. Delmas, « Coronavirus : Est-ce la fin définitive du "modèle suédois" ? », *20 minutes*, 2021, URL : https://www.20minutes.fr/monde/2948915-20210109-coronavirus-fin-definitif-modele-suedois

Chapitre 16. Femmes masquées

White House, « Statement from the press secretary regarding the president's coronavirus task force », *communiqué de la maison blanche*, 29 janvier 2020, URL : https://www.whitehouse.gov/

briefings-statements/statement-press-secretary-regarding-presidents-coronavirus-task-force/

C. Criado Perez, *Invisible Women: Exposing Data Bias in a World Designed for Men*, Chatto & Windus, 2019.

J. Smith, « Gender and the coronavirus outbreak », *Think Global Health*, 4 février 2020, URL : https://www.thinkglobalhealth.org/article/gender-and-coronavirus-outbreak

S. Garikipati, U. Kambhampati, « Woman leaders are better at fighting the pandemic », *World Economic Forum*, 28 juillet 2020, URL : https://www.weforum.org/agenda/2020/07/women-leaders-policymakers-covid19-coronavirus/

K. Maclean, « Women leaders and coronavirus : look beyond strerotypes to find the secret to their success », *The Conversation*, 29 juin 2020, URL : https://theconversation.com/women-leaders-and-coronavirus-look-beyond-stereotypes-to-find-the-secret-to-their-success-141414

G. Viglione, « Are women publishing less during the pandemic ? Here's what the data say », *Nature*, 20 mai 2020, URL : https://www.nature.com/articles/d41586-020-01294-9

CSA, « La représentation des femmes dans les médias audiovisuels pendant l'épidémie de Covid-19 », 23 juin 2020, https://www.csa.fr/Informer/Collections-du-CSA/Observatoire-de-la-diversite/La-representation-des-femmes-dans-les-medias-audiovisuels-pendant-l-epidemie-de-Covid-19

Chapitre 17. La ronde des enfants

D.G. McNeil, « China's Battle Against Coronavirus : 7 Takeaways », *New York Times*, 4 mars 2020, URL : https://www.nytimes.com/2020/03/04/health/china-lessons-aylward.html

R. Laximinarayan, *et al.*, « Epidemiology and transmission dynamics of Covid-19 in two Indian states », *Science*, 30 septembre 2020, URL : https://science.sciencemag.org/content/370/6517/691

S. Cauchemez, *et al.*, « Estimating the impact of school closure on influenza transmission form sentinel data », *Nature*, 10 avril 2008, URL : https://www.nature.com/articles/nature06732

H. Markel *et al.*, « Nonpharmaceutical interventions implemented bu US cities during the 1918-1919 Influenza pandemic », *JAMA*, 8 août 2007, URL: https://jamanetwork.com/journals/jama/fullarticle/208354

Chapitre 18. La jeunesse trahie

L'organisation Internatioal du Travail, « Les jeunes et le Covid-19 : impacts sur les emplois, l'éducation, les droits et le bien-être mental », *Rapport de l'OIT*, 11 août 2020, URL: https://www.ilo.org/global/topics/youth-employment/publications/WCMS_753053/lang--fr/index.htm

N. Kanem, « Les jeunes ouvrent la voie dans la lutte contre la Covid-19 », *UNFPA*, 12 août 2020, URL: https://www.unfpa.org/fr/press/les-jeunes-ouvrent-la-voie-dans-la-lutte-contre-la-covid-19

Chapitre 19. Les soignants applaudis du balcon

M. S. Spoorthy, *et al.*, « Mental health problems faced by healthcare workers due to the Covid-19 pandemic: a review, *Asian Journal of psychiatry*, vol. 51, juin 2020, URL: https://www.sciencedirect.com/science/article/pii/S1876201820302306

« Vos messages aux soignants : vos textes et dessins que vous nous avez envoyés ce mercredi », *Le Dauphiné*, 25 mars 2020, URL : https://www.ledauphine.com/sante/2020/03/25/envoyez-nous-vos-messages-de-soutien-aux-soignants

Chapitre 20. Bas les masques

Ch. Gattuso, « Quand Buzyn affirmait que "le masque bleu n'apporte aucune protection" contre le virus », *LeGéné*raliste.fr, 4 mars 2020, URL: https://www.legeneraliste.fr/actu-pro/politique-de-sante/quand-buzyn-affirmait-que-le-masque-bleu-napporte-aucune-protection-contre-les-virus

« Quand faut-il porter un masque ? Voici la méthode "ABCD" d'Olivier Véran », *Ouest-France*, 13 août 2020, URL: https://www.ouest-france.fr/sante/masques-de-protection/

quand-faut-il-porter-un-masque-voici-la-methode-abcd-d-olivier-veran-6936492

R. Stocker, *et al.*, « The role of Aerosols in SARS-CoV-2 transmission », *rapport du Swiss National Covid-19 Science task force*, 29 octobre 2020, URL : https://ncs-tf.ch/de/policy-briefs/policy-briefs-de/the-role-of-aerosols-in-sars-cov-2-transmission-29-oct-20-en-2

Chapitre 21. Le tournoi des traitements

C. Thibert, « Coronavirus : la course au traitement s'accélère », *Le Figaro*, 29 mars 2020, URL : https://www.lefigaro.fr/sciences/coronavirus-la-course-au-traitement-s-accelere-20200326

K. J. Wu, et al., « Coronavirus drug and treatment tracker », *The New York Times*, 21 novembre 2020, URL : https://www.nytimes.com/interactive/2020/science/coronavirus-drugs-treatments.html

EMA, « Treatments and vaccines for Covid-19 », *Rapport de l'EMA*, novembre 2020, URL : https://www.ema.europa.eu/en/human-regulatory/overview/public-health-threats/coronavirus-disease-covid-19/treatments-vaccines-covid-19

Chapitre 22. Anthony Fauci, le prestidigitateur et son pantin

P. Nicholas, E. Yong, « Fauci: bizarre White House behavior only hurts the president », *The Atlantic*, 15 juillet 2020, URL : https://www.theatlantic.com/politics/archive/2020/07/trump-fauci-coronavirus-pandemic-oppo/614224/

« Les américains préfèrent écouter le docteur Fauci plutôt que Trump », *TdG*, 16 juillet 2020, URL : https://www.tdg.ch/les-americains-preferent-ecouter-le-docteur-fauci-plutot-que-donald-trump-811975233247

« Joe Biden : I'll hire Dr Fauci and fire Trump », *BBC*, 2 novembre 2020, URL : https://www.bbc.com/news/av/election-us-2020-54787545

Chapitre 23. La course au vaccin

C. Zimmer, *et al.*, « Coronavirus vaccine tracker », *The New York Times*, 30 novembre 2020, URL : https://www.nytimes.com/interactive/2020/science/coronavirus-vaccine-tracker.html

G. Dos Santos, *et al.*, « Covid-19 : la course au vaccin s'accélère », *Le Point*, 7 septembre 2020, URL : https://www.lepoint.fr/sante/covid-19-la-course-au-vaccin-s-accelere-03-09-2020-2390258_40.php

OMS, « L'OMS lance une initiative pour rendre les outils contre le Covid-19 accessible à tous », *ONU Info*, 24 avril 2020, URL : https://news.un.org/fr/story/2020/04/1067422s

Index

C

D

N

O

P

Q

R

S

Table des matières

Chez le même éditeur

Abderrazak El Albani, Roberto Macchiarelli, Alain Meunier, *Aux origines de la vie. Une nouvelle histoire de l'évolution*, 2016.

Jim Baggott, *La particule de Dieu. À la découverte du Bosson de Higgs*, 2013.

Aurélien Barrau, *Des univers multiples. Nouveaux horizons cosmiques*, 2017.

John Barrow, *Le livre des univers*, 2012.

Matteo Barsuglia, *Les vagues de l'espace-temps. La révolution des ondes gravitationnelles*, 2019.

Maddalena Bearzi, Craig B. Stanford, *Ces belles intelligences. Grands singes et dauphins*, 2009.

Gianfranco Bertone, *Le mystère de la matière noire. Dans les coulisses de l'Univers*, 2014.

Derek Bickerton, *La langue d'Adam*, 2010.

Pierre Binétruy, *À la poursuite des ondes gravitationnelles. Dernières nouvelles de l'Univers*, 2016.

David Bodanis, *La surprenante histoire de la fée électricité*, 2006.

Vincent Boqueho, *Les civilisations à l'épreuve du climat*, 2012.

Vincent Boqueho, *La vie, ailleurs ?*, 2011.

Nick Bostrom, *Superintelligence*, 2017.

Carlos Calle, *Supercordes et autres ficelles. Voyage au cœur de la physique*, 2004.

William Camu, Nicolas Chevassus-au-Louis, *Quand meurent les neurones*, 2003.

John Derbyshire, *Dans la jungle des nombres premiers*, 2007.

Cathy Dubois, Michel Avignon, Philippe Escudier, *Observer la terre depuis l'espace. Enjeux des données spatiales pour la société*, 2014.

Asmund Eikenes, *Sang, sueur, salive… La surprenante mécanique des fluides (du corps)*, 2021.

John Emsley, *Sexe, bonheur et cosmétique. Les nouveaux pouvoirs de la chimie*, 2004.

Richard P. Feynman, *Qu'en pensez-vous Monsieur Feynman ? Lettres 1939-1987*, 2006.

Charles Frankel, *L'Homme sur Mars. Science ou Fiction ?*, 2007.

Owen Gingerich, *Le livre que nul n'avait lu. À la poursuite du* « De Revolutionibus » *de Copernic*, 2008.

James Gleick, *Isaac Newton. Un destin fabuleux*, 2005.

Barbara Goldsmith, *Marie Curie. Portrait intime d'une femme d'exception*, 2006.

John Richard Gott, *L'Univers est une éponge*, 2017.

Steven S. Gubser, Frans Pretorius, *Le petit livre des trous noirs*, 2018.

Agnès Guillot, Jean-Arcady Meyer, *Poulpe fiction. Quand l'animal inspire l'innovation*, 2014.

Jean Jouzel, Anne Debroise, *Le défi climatique. Objectif : +2 °C !*, 2014.

Stuart Kauffman, *Au-delà de la physique*, 2021.

Étienne Klein, Philippe Brax, Pierre Vanhove, *Qu'est-ce que la gravité ? Le grand défi de la physique*, 2019.

Antoine Kouchner, Stéphane Lavignac, *À la recherche des neutrinos. Messagers de l'infiniment grand et de l'infiniment petit*, 2018.

Adam Kucharski, *Les lois de la contagion. Fake news, virus, tendances…*, 2021.

Ray Kurzweil, Terry Grossman, Eliane Benisti, Isabelle Turquois, *Serons-nous immortels ? Oméga 3, nanotechnologie, clonage…*, 2006.

Kristine Larsen, *Stephen Hawking. Un homme face à l'infini*, 2009.

David Leavitt, *Alan Turing. L'homme qui inventa l'informatique*, 2007.

Mark Lynas, *Six degrés. Que va-t-il se passer?*, 2008.

Ghislain de Marsily, *L'eau, un trésor en partage*, 2009.

Barry Mazur, *Ces nombres qui n'existent pas*, 2004.

Vilayanur Ramachandran, *Le cerveau fait de l'esprit. Enquête sur les neurones miroirs*, 2011.

Carlo Rovelli, *Et si le temps n'existait pas?*, 2014.

Ted Sargent, *Bienvenue dans le nanomonde. Comment les nanotechnologies vont transformer notre vie*, 2006.

Denis Sasha, Cathy Lazere, *Quand la vie remplace le silicium. Aux frontières de la bio-informatique*, 2011.

Lee Smolin, *La révolution inachevée d'Einstein. Au-delà du quantique*, 2019.

Lee Smolin, *La renaissance du Temps. Pour en finir avec la crise de la physique*, 2014.

Lee Smolin, *Rien ne va plus en physique! L'échec de la théorie des cordes*, 2007.

Tim Spector, *Régimes: la grande illusion. La solution est dans votre intestin*, 2017.

Ian Stewart, *Les dés jouent-ils aux dieux? Les mathématiques de l'incertitude*, 2020.

Jean-Pol Tassin, *Les coulisses du cerveau*, 2021.

Max Tegmark, *La vie 3.0. Être humain à l'ère de l'intelligence artificielle*, 2018.

Max Tegmark, *Notre univers mathématique. En quête de la nature ultime du réel*, 2014.

Jean-Philippe Uzan, Bénédicte Leclercq, *L'importance des constantes. De la Mesure au cosmos*, 2020.

François Vannucci, *Le vrai roman des particules élémentaires*, 2010.

David Whitehouse, *Lune. La biographie autorisée*, 2008.

Peter Woit, Jonathan Cape, *Même pas fausse! La physique renvoyée… dans ses cordes*, 2007.

Ed Yong, *Moi, microbiote, maître du monde. Les microbes, 30 billions d'amis*, 2017.

Palle Yourgrau, *Einstein/Gödel. Quand deux génies refont le monde*, 2005.

81939 - (I) - BOU 80° - PCA - GCO
Imprimerie Chirat – 42540 Saint-Just-la-Pendue
Dépôt légal : février 2021

Imprimé en France